Überwindung der chronisch obstruktiven Lungenerkrankung

Ein vollständiger Leitfaden zur Behandlung und Behandlung, um Ihre Beziehung zu Atemnot zu verändern

Dr Micheal Wilson

Haftungsausschluss

Die Informationen in diesem Buch dienen nur zu Bildungszwecken und sollten nicht als Ersatz für professionellen medizinischen Rat betrachtet werden. Konsultieren Sie einen Arzt, bevor Sie Empfehlungen umsetzen. Der Autor und Herausgeber haften nicht für Handlungen, die aufgrund der bereitgestellten Informationen vorgenommen werden. Einzelne Ergebnisse können variieren.

Aufgrund meiner jahrelangen Erfahrung als medizinisches Fachpersonal in der Atemwegsmedizin habe ich die Auswirkungen von COPD auf das Leben von Patienten aus erster Hand miterlebt. In „COPD überwinden" greife ich auf mein medizinisches Fachwissen und meine klinische Erfahrung zurück, um evidenzbasierte Erkenntnisse und praktische Ratschläge für die Bewältigung dieser chronischen Erkrankung zu liefern. Mein Ziel ist es, Menschen mit COPD und ihren Betreuern Wissen und Strategien zu vermitteln, um ihre Atemwegsgesundheit zu optimieren und die allgemeine Lebensqualität zu verbessern.

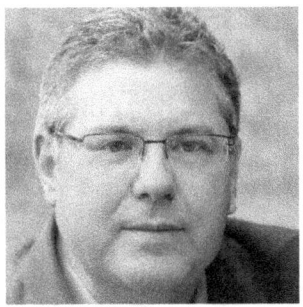

Dr Micheal Wilson

Inhalt

Einführung

Obwohl mehr als 30 Millionen Amerikaner davon betroffen sind, wird die chronisch obstruktive Lungenerkrankung (COPD) immer noch oft missverstanden und ignoriert. Ich arbeite seit vielen Jahren als medizinisches Fachpersonal und habe aus erster Hand die verheerenden Auswirkungen einer chronisch obstruktiven Lungenerkrankung (COPD) und die bemerkenswerte Stärke des menschlichen Geistes angesichts von Widrigkeiten erlebt.

Ich werde nie den Tag vergessen, an dem die 63-jährige Catherine in meine Klinik humpelte, ihre zitternde Figur war vornübergebeugt, während sie sich schwer auf ihre Sauerstoffflasche stützte und in ihrer Handtasche nach einem Notfallinhalator kramte, um ihren heftigen, grollenden Husten zu lindern. Sie sah mir in die Augen und stieß eine Reihe frustrierter, asthmatischer Keuchen und unterdrückter Tränen aus. Wie ist das möglich, Herr Doktor? Ich komme damit einfach nicht klar! Jetzt kommt es unabhängig von meinen Handlungen alle paar Stunden zu den Angriffen. Das Ersticken ist ein ständiger Begleiter von mir, wann immer ich durch einen Raum gehe. Können Sie mir versichern, dass wir noch mehr tun können?

Als ich sah, wie meine energiegeladene Großmutter unter Entzündungen und Schleimbildung in ihrer geschädigten Lunge litt, sank mir das Herz. Selbst die kleinen Freuden waren für sie überwältigend. Ich nahm ihre hauchdünnen Hände in meine und zeigte damit Mitgefühl. Aufgrund der umfangreichen Schädigung des Lungengewebes war die medizinische Prognose nicht gut. Doch trotz Scans und PFTs spürte ich den Entschluss, weiter zu kämpfen. Gemeinsam erforschten wir zusätzliche Medikamente und Atemtraining, die die Funktionsfähigkeit erweitern könnten. Ich habe sie mit Lungenrehabilitations- und Selbsthilfegruppen verbunden, um ihre Entwicklung zu beschleunigen und gleichzeitig mit der Traurigkeit darüber umzugehen, dass sie ihre geliebten Reiseambitionen aufgegeben hat, die jetzt durch Rauch beraubt sind.

Im Laufe des nächsten Jahres beobachtete ich mit Erstaunen, wie Catherine die Übungsfähigkeit und den Zweck langsam neu definierte. Das Feiern bescheidener Erfolge wie das Durchschlafen ohne Nachfüllen des Tanks und die Wiederaufnahme des Kirchenbesuchs wurde zu ihrem Schwerpunkt, anstatt unwiederbringliche körperliche Leistungen wie das Laufen von Rennen neben ihrem alten Ich zu beklagen. Sie füllte ihr Trauertagebuch mit amüsanten Träumen, anstatt sich über die Zeit zu ärgern, die durch die brutale Erstickung durch COPD verloren gegangen war. Sauerstoffschläuche waren Freunde, die ein qualitativ hochwertiges Leben aufrechterhielten, und nicht Symbole der Knappheit, die sie nicht brauchte. Wenn Herausforderungen auftraten, schrieb sie mir eine

Nachricht, anstatt privat über jedes Problem zu katastrophalisieren, was den unvermeidlichen Untergang bedeutete. Erstaunlicherweise gingen die Exazerbationsfälle im Krankenhaus zurück, da sich die Fähigkeiten zur Selbstfürsorge entwickelten. Catherine blühte emotional auf, während sich ihre Lungenerkrankung langsam verschlechterte.

Acht Jahre später sitzt mir diese zuvor niedergeschlagene Frau, die Angst vor dem Tod hatte, grinsend gegenüber. Hinter ihren Sauerstoffnadeln schwebt ein Nebel kurzzeitig akzeptabler Atemnot, nachdem sie langsam aus dem Wartebereich schlendert. Aber weit mehr als Während sie deprimiert ist, erzählt Catherine genüsslich von den neuesten Meilensteinen, die sie mit den Pacing-Tools, die ich ihr gegeben habe, erreicht hat ... von der Geburt eines neuen Enkelkindes, um das sie sich kümmert, von der fast vollendeten Geschichte des Vermächtnisses und vom Beitritt zu Online-Lungennetzwerken, die sich gegenseitig stärken. Das Fortschreiten der Krankheit schreitet voran, obwohl die Sorge darüber, was dies mit sich bringt, verschwunden ist. Catherine weiß, dass sie ihre Behandlungspläne ändern und sich bei Bedarf gezielt auf kurze Abenteuer konzentrieren wird, wenn sie Hilfe braucht. Ihre Freude und ihre hart erkämpfte Existenzqualität stellen den unheilbaren, einengenden Charakter von COPD in den Schatten.

Dort Lügen der wesentliche Unterschied zwischen Überleben und Gedeihen.

Die in diesem Buch aufgezeigten praktischen Phasen sollen den Lesern auf dieser transformierenden Reise helfen – von der anfänglich schwankenden Überdiagnose, bei der versucht wird, den Lufthunger in Einklang zu bringen, bis hin zur Beherrschung von Taktiken und mentalen Veränderungen, die dazu führen, dass Atemlosigkeit ihre Kraft verliert. Bewaffnen Sie sich mit der Weisheit, wie Sie die tägliche

Lungenkapazität so gut wie möglich verbessern und Ihren Zweck wiedererlangen können. Das Leben existiert noch – es ist voller Verbundenheit, Kreativität und Sorge. Lasst es uns gemeinsam zurückerobern, einen Atemzug nach dem anderen!

Kapitel eins

COPD verstehen

Was ist COPD?

Die chronisch obstruktive Lungenerkrankung, bekannt als COPD, ist eine fortschreitende Lungenerkrankung, die durch anhaltende Atemwegsbeschwerden und chronische Atemwegsbeschränkung gekennzeichnet ist. Die Hauptsymptome sind Atemnot, Husten und eine erhöhte Schleimproduktion. COPD erschwert das Atmen, da aufgrund der Verengung und Entzündung der Atemwege und des Absterbens von Lungengewebe (Emphysem) im Laufe der Zeit weniger Luft in die Lunge ein- und ausströmt.

Zu den häufigsten Ursachen für COPD zählen das Rauchen von Zigaretten oder anderen

Tabakprodukten sowie die langfristige Belastung durch Lungenreizstoffe wie Luftverschmutzung, chemische Dämpfe oder Staub. COPD kann auch erblich bedingt sein oder mit Atemwegserkrankungen zusammenhängen. Die Krankheit entwickelt sich im Laufe der Jahre oft langsam und verschlimmert sich oft mit der Zeit, wenn die Belastung durch Risikofaktoren anhält. Eine frühzeitige Untersuchung und Erkennung von COPD ist von entscheidender Bedeutung, um das schnelle Fortschreiten der Symptome durch entsprechende Anpassungen des Lebensstils zu verhindern.

Unter COPD werden zwei Hauptkrankheiten aufgeführt: chronische Bronchitis und Emphysem. Bei chronischer Bronchitis entzünden sich die Bronchien oder Atemwege und es entsteht zusätzlicher Schleim, der die Kanäle verstopft. Bei einem Emphysem kommt es zum langsamen Abbau des Lungengewebes, wodurch die Luftsäcke an den Enden der Atemwege ihre Form und ihre Fähigkeit zur effizienten Sauerstoffübertragung verlieren. Die meisten Menschen mit COPD leiden an einer Kombination aus chronischer Bronchitis und Emphysem. Asthma kann manchmal gleichzeitig mit COPD auftreten, was Diagnose und Behandlungsansätze erschweren kann.

Eine genaue Diagnose erhalten

Die Diagnose einer COPD beginnt mit einer Anamnese, einer körperlichen Untersuchung, Atemwegstests und typischerweise bildgebenden Untersuchungen, um andere wahrscheinliche Gründe auszuschließen. Zu den wichtigsten Aspekten des Diagnoseprozesses gehören:

Krankengeschichte: Ärzte fragen nach Atembeschwerden, Husten, Schleimproduktion, Exposition gegenüber Risikofaktoren wie Rauchen, Lungenerkrankungen in der Familie, Gefahren am

Arbeitsplatz, Atemwegserkrankungen bei Kindern und aktuellen Erkrankungen wie Herzerkrankungen. Dauer und Verlauf der Symptome geben Hinweise.

Körperliche Untersuchung: Das Abhören der Lunge und des Herzens mit einem Stethoskop kann einen verringerten Luftstrom durch die Lunge oder pfeifendes Atmen aufdecken, was auf eine Obstruktion hindeutet. Die Überprüfung der Vitalfunktionen gibt weitere Einblicke.

Lungenfunktionstests: Der wichtigste Test ist die Spirometrie, die misst, wie tief Sie einatmen und wie schnell Sie ausatmen können. Ergebnisse, die einen unzureichenden Luftstrom belegen, bestätigen die Diagnose. Andere Tests bewerten die Lungenkapazität und den Gasaustausch, um zusätzliche Erkenntnisse über den Schweregrad zu gewinnen.

Bildgebende Untersuchungen: Röntgenaufnahmen des Brustkorbs zeigen ein Emphysem und CT-Scans liefern Bilder von geschädigtem Lungengewebe. Sie helfen dabei, Komplikationen oder andere Lungenprobleme auszuschließen.

Sobald die Diagnose bestätigt ist, beurteilen Ärzte den Schweregrad der COPD anhand von Spirometriedaten für Luftstrommessungen und Richtlinien zu Symptomen und schweren Exazerbationen.

Stufen und Aufstieg

COPD besteht aus vier Stadien, anhand derer der Schweregrad gemessen, Behandlungsansätze gesteuert, zukünftige Prognosen vorhergesagt und das Fortschreiten der Krankheit im Laufe der Zeit verfolgt werden können. Das Verständnis der Phasen kann Menschen dabei helfen, mit Schwankungen ihres Gesundheitszustands besser umzugehen. Die Etappen sind wie folgt kategorisiert:

Stadium 1 – Leichte COPD: In frühen Stadien kann eine Einschränkung der Luftströmung erst nach erhöhter Atemanstrengung sichtbar werden. Zu diesem Zeitpunkt sind die Symptome oft mäßig. Eine frühzeitige Behandlung und Anpassungen des Lebensstils können die Krankheitsentwicklung verlangsamen.

Stadium 2 – mittelschwere COPD: Der Luftstrom in die Lunge und aus der Lunge ist schlechter als im milden Stadium, Kurzatmigkeit und Müdigkeit bleiben bestehen, Exazerbationen erfordern möglicherweise Medikamente und die Lebensqualität nimmt ab. Bei Krankheitsschüben oder im Schlaf kann eine Sauerstofftherapie erforderlich sein.

Stadium 3 – Schwere COPD: In diesem fortgeschrittenen Stadium beeinträchtigen schwere Symptome die körperliche Leistungsfähigkeit und beeinträchtigen die Lebensqualität. Im Ruhezustand kann es zu Atembeschwerden kommen. Schübe treten häufiger auf und sind schwerwiegender, sodass ein Krankenhausaufenthalt erforderlich ist. Wahrscheinlich wird langfristig Sauerstoff benötigt.

Stadium 4 – Sehr schwere COPD: In diesem Endstadium kommt es bei Patienten selbst im Ruhezustand zu extremer Kurzatmigkeit, mit einem höheren Risiko für Atemversagen und abnormales Blut Gaseund Folgen wie Herzinsuffizienz oder pulmonale Hypertonie. Die Lebensqualität wird erheblich beeinträchtigt. Trotz intensiver Behandlung ist die Lungenfunktion zurückgegangen.

Die Aussichten für Patienten mit COPD variieren je nach Diagnosestadium und Zugang zu einer wirksamen Langzeitbehandlung. Obwohl die Krankheit nicht heilbar ist, ermöglicht die richtige Behandlung den meisten Menschen eine gute Symptomkontrolle und ein aktives Leben über Jahrzehnte hinaus, auch nach dem Ausbruch. Ein besseres Verständnis des COPD-Verlaufs hilft Patienten bei der Bewältigung der Variationen.

Kapitel Zwei

Änderungen des Lebensstils

Verbesserung der Luftqualität zu Hause

Die Veränderung der häuslichen Umgebung, um die bestmögliche Raumluftqualität zu gewährleisten, hilft COPD-Betroffenen dabei, leichter zu atmen und die Belastung durch in der Luft befindliche Reizstoffe, die ein Aufflammen der Symptome auslösen können, zu minimieren. Zu den wichtigsten Schritten gehören:

Reduzieren Sie die Staubexposition: Hausstaubmilben und -partikel verschlimmern die Lungenreizung. Häufiges Staubwischen/Saugen, Entfernen von Unordnung/Teppichen, wöchentliches Waschen der Bettwäsche in heißem Wasser und die Verwendung von HEPA-Luftfiltern können zur Staubreduzierung beitragen. Für Schlafzimmer werden tragbare Luftreiniger mit HEPA-Filtern empfohlen.

Sorgen Sie für ausreichende Belüftung und Luftfeuchtigkeit: Abgestandene, feuchte Luft fördert das Wachstum von Schimmel und Bakterien. Das tägliche Öffnen von Fenstern, das Benutzen von Ventilatoren, das Betreiben von Klimaanlage und Luftentfeuchtern fördert die Durchblutung. Verwenden Sie bei trockenem Wetter Luftbefeuchter, um die Luft feucht zu halten.

Chemische Dämpfe minimieren: Vermeiden Sie das Rauchen in Häusern und begrenzen Sie die Belastung durch starke Dämpfe von Reinigungsmitteln, Farben, Sprays oder Kerzen. Wechseln Sie zu natürlichen Reinigungsmitteln. Verwenden Sie beim Kochen/Duschen

Abluftventilatoren für Herd/Badezimmer, um Feuchtigkeit abzuleiten.

Ziehen Sie einen Luftqualitätsmonitor in Betracht: Monitore erkennen unterschiedliche Partikelniveaus (Staub, Rauch, VOCs), sodass Patienten Echtzeitdaten zur Luftverschmutzung sehen und den Luftstrom/die Filterung entsprechend anpassen können, um unter den Symptomschwellen zu bleiben.

Schaffen Sie Rückzugsorte für die Atemwege: Richten Sie Räume wie einen Wintergarten oder einen Raum mit Zimmerpflanzen ein, die die Luft filtern. Dies bietet der Lunge eine Pause von entzündeten Bereichen. Halten Sie Rückzugsorte staubfrei und gut belüftet.

Insgesamt stellt eine saubere, belüftete und feuchtigkeitskontrollierte Umgebung sicher, dass COPD-Patienten typischen Alltagsaktivitäten nachgehen können, ohne dass sie unnötigen

Atemwegsreizungen ausgesetzt werden. Eine Verbesserung der Luftqualität im Haushalt verhindert eine Verschlimmerung der Lungenentzündung.

Diät- und Ernährungsempfehlungen

Eine ausgewogene, nährstoffreiche Ernährung ist für COPD-Patienten von entscheidender Bedeutung, um fit zu bleiben, ein Idealgewicht zu halten, das Immunsystem zu unterstützen und Entzündungen zu minimieren. Zu den wichtigsten Ernährungstipps gehören:

Essen Sie mehr Obst und Gemüse: Produkte, die Antioxidantien enthalten, können Entzündungen reduzieren. Besonders wichtig sind carotinoidreiche rote/gelbe Gemüsesorten und Zitrusfrüchte. Versuchen Sie, jeden Tag mindestens fünf Portionen zu sich zu nehmen.

Wählen Sie mageres Protein: Fisch, Geflügel, Hülsenfrüchte, Mandeln und fettarme Milchprodukte liefern Nährstoffe ohne übermäßig gesättigte Fette. Diese tragen dazu bei, die Muskelmasse aufrechtzuerhalten, um die Atmung zu ermöglichen.

Beschränken Sie den Verzehr von Salz, Zucker und Konservierungsstoffen: Vermeiden Sie verarbeitete Lebensmittel mit einem hohen Anteil dieser Elemente, um Flüssigkeitsansammlungen und Unterernährung vorzubeugen. Lesen Sie Etiketten und würzen Sie Lebensmittel mit Kräutern statt mit Salz.

Bleiben Sie hydriert: Durch die ausreichende Flüssigkeitszufuhr, insbesondere bei körperlicher Betätigung, bleibt der Schleim dünnflüssig und beherrschbar. Ideal sind Wasser und Früchte-/Kräutertees.

Beheben Sie Ernährungsdefizite: Nahrungsergänzungsmittel wie Vitamin D, Magnesium, Omega-3-Fettsäuren oder Proteinshakes können typische Lücken bei COPD-Patienten schließen, die zu Defiziten neigen. Fragen Sie Ärzte nach empfohlenen Optionen.

Halten Sie ein gesundes Gewicht: Übergewicht belastet die Atemmuskulatur und fördert Entzündungen. Selbst eine geringfügige Gewichtsabnahme kann bei einem hohen BMI zu einer deutlichen Verbesserung der Symptome führen.

Durch die Übernahme guter, auf die Lungengesundheit abgestimmter Ernährungsgewohnheiten wird sichergestellt, dass Patienten täglich eine angemessene Ernährung erhalten, um die COPD-Therapie zu unterstützen und Probleme zu minimieren. Konsultieren Sie Ernährungsberater, um Strategien zu personalisieren.

Umgang mit Stress und Angst

COPD-Patienten leiden oft unter übermäßigem Stress und Ängsten, die mit körperlichen Einschränkungen, starken Exazerbationen und Unsicherheit über den Krankheitsverlauf einhergehen. Zu lernen, mit der psychischen Gesundheit umzugehen, verbessert die Lebensqualität. Zu den nützlichen Ansätzen zur Stressreduzierung gehören:

Üben Sie Entspannungsübungen: Techniken wie tiefes Atmen, Meditation, Yoga, geführte Visualisierung oder Tai Chi beruhigen unruhige Gemüter. Dies senkt den Blutdruck und die Pulsfrequenz, die mit Atemproblemen verbunden sind.

Bauen Sie emotionale Unterstützungssysteme auf: Der Beitritt zu COPD-Selbsthilfegruppen vor Ort oder online fördert die Solidarität durch gemeinsame Erfahrungen. Beratung hilft auch dabei, Bewältigungsstrategien zu entwickeln.

Gefühle identifizieren und ausdrücken: Das Unterdrücken von Gefühlen wie Traurigkeit oder Angst verschlimmert die Belastung. Tagebuch schreiben, kreative Künste wie Musik-/Kunsttherapie oder Gespräche mit geliebten Menschen können hilfreiche Möglichkeiten sein.

Nutzen Sie Ablenkungsaktivitäten: Hobbys wie Lesen, Rätseln, Basteln oder spirituelle Aktivitäten verlagern den mentalen Schwerpunkt weg von Atemnotgefühlen und unterbrechen Grübelschleifen.

Nehmen Sie verschriebene Medikamente ein: Ärzte können neben COPD-Medikamenten auch

Medikamente gegen Angstzustände oder Depressionen verschreiben, wenn die psychische Gesundheit die Funktionsfähigkeit beeinträchtigt. Diese behandeln zugrunde liegende chemische Anomalien.

Wenn Patienten ihre Angst und Verzweiflung wegen COPD durch eine Kombination aus Änderungen des Lebensstils, Ausdrucksaktivitäten, sozialer Unterstützung und manchmal Medikamenten unter Kontrolle bringen, können sie ihre Energie auf eine optimale Symptombehandlung konzentrieren. Auch das Akzeptieren von Einschränkungen ist wichtig.

Kapitel drei

Mit dem Rauchen aufhören

Die Notwendigkeit des Aufhörens

Das Rauchen von Zigaretten ist bei weitem der größte Risikofaktor für die Entwicklung einer COPD und verursacht schätzungsweise 8 von 10 COPD-bedingten Todesfällen. Das Aufgeben des Rauchens kann das Fortschreiten von Lungenschäden verlangsamen und ist die wichtigste Änderung des Lebensstils, die Patienten anwenden können, um eine bessere Prognose zu erzielen, unabhängig davon, in welchem Stadium sie sich befinden. Zu den wichtigsten Fakten, die die entscheidende Relevanz des Aufhörens belegen, gehören:

Fortschreiten des Rauchens: Über Jahrzehnte hat anhaltendes Rauchen zu irreversiblen, verheerenden Lungenschäden geführt, die durch Schwellung und Verengung der Atemwege, übermäßige Schleimblockierungskanäle, Entzündungen und Löcher im Lungenwandgewebe gekennzeichnet sind. Die Symptome verstärken sich ständig, ohne aufzuhören.

Dosisabhängige Auswirkung: Studien deuten darauf hin, dass die Gesamtzahl der gerauchten Packungsjahre direkt mit der beeinträchtigten Lungenfunktion und dem Schweregrad der COPD korreliert. Je früher man nach der Diagnose oder den ersten Symptomen mit dem Rauchen aufhört, desto besser ist die langfristige Prognose. Selbst wenn man später im Leben aufhört, bleibt es vorteilhaft.

Reduzierung von Exazerbationen: Studien zeigen, dass die Raucherentwöhnung das Risiko von COPD-Exazerbationen und

Krankenhausaufenthalten im Zusammenhang mit Schüben um bis zu 40 % senkt. Weniger häufige Episoden ermöglichen eine Lungenreparatur.

Verbesserte Lebensqualität: Mit dem Rauchen aufzuhören verringert den schnellen Rückgang des allgemeinen Gesundheitszustands – insbesondere der Atemkapazität bei alltäglichen Aktivitäten, wodurch Unabhängigkeit und geistiges Wohlbefinden wiederhergestellt werden.

Erhöhte Lebenserwartung: Neben einer wirksamen medizinischen Versorgung steigert das Aufhören nachweislich die Überlebenschancen, da es das Risiko von COPD-bedingten Problemen wie Lungenkrebs, Infektionen und Herzerkrankungen senkt.

Die Einführung eines tabakfreien Lebensstils als dringende Priorität bietet zahlreiche Vorteile für Gesundheit und Langlebigkeit und ermöglicht es Personen mit COPD, die Kontrolle über die

Bewältigung dieser weitgehend vermeidbaren, durch das Rauchen verursachten Erkrankung zu erlangen. Beratung und pharmazeutische Unterstützung erleichtern den Erfolg.

Medikamente und Nikotinersatz

Für starke Raucher stellt die Überwindung einer langfristigen Nikotinabhängigkeit und der Entzugserscheinungen ein großes Hindernis für eine erfolgreiche Raucherentwöhnung dar. Heutzutage gibt es mehr medizinische Möglichkeiten als je zuvor und bietet vielschichtige Methoden zur Raucherentwöhnung, die auf der Krankengeschichte jedes Einzelnen und früheren Bemühungen zur Raucherentwöhnung basieren. Zu den Optionen gehören:

Nikotinersatztherapie (NRT): Hautpflaster, Kaugummis/Lutschtabletten, Nasensprays und

Inhalatoren liefern alle kontrollierte Mengen Nikotin, um das Verlangen nach Entzug zu reduzieren, während Benutzer den Konsum entwöhnen, bevor sie ganz aufhören. Studien zeigen, dass kombinierte NRT am besten funktioniert.

Verschreibungspflichtige Pillen: Vareniclin und Bupropion sind zwei orale Medikamente ohne Nikotin, die nachweislich das Verlangen nach Zigaretten senken und die Fähigkeit von Nikotin einschränken, die „Wohlfühl"-Reaktion des Gehirns zu verstärken. Sie verdoppeln die Erfolgsquote beim Aufhören, können jedoch mit anderen COPD-Medikamenten interagieren.

Kombinationstherapien: Die gleichzeitige Verwendung von Nikotinersatzmitteln und verschreibungspflichtigen Medikamenten beim Aufhören führt zu synergistischen Effekten, um den Entzug zu verringern und etablierte Rauchgewohnheiten zu durchbrechen. Dieser

Ansatz weist derzeit langfristig die höchsten Abbruchquoten auf.

Wenn Sie den Rat von Ärzten, Krankenschwestern, Raucherentwöhnungsberatern und Apothekern einholen, stellen Sie sicher, dass Patienten umfassende Unterstützung und geeignete pharmakologische Hilfsmittel – ob NRT, orale Pillen oder gemischte Behandlungen – erhalten, die auf ihre individuellen Hürden bei der endgültigen Überwindung der Nikotinsucht zugeschnitten sind.

Rückfälle verhindern

COPD-Patienten, die mit dem Tabakkonsum aufhören wollen, sind zwar entschlossen, ihre Gesundheit zu verbessern und besser zu atmen, erleben jedoch aufgrund der Schwere des Rauchimpulses häufig Rückschläge und Rückfälle. Mit Notfallplänen, die Situationen mit hohem

Risiko vorhersehen, kann verhindert werden, dass einzelne Entzugserscheinungen zu einer vollständigen Rückkehr zum Rauchen führen. Zu den nützlichen Tipps zur Rückfallprävention gehören:

Identifizieren Sie Auslöser: Führen Sie ein Protokoll über bestimmte Zeiten/Ursachen, die das Verlangen nach Nikotin auslösen, z. B. morgens, beim Autofahren, Alkohol, Stress oder bestimmte Auslöser. Durch die Schaffung von Bewusstsein wird ihr Einfluss verringert und der Einsatz von Bewältigungsmethoden angeregt.

Vermeiden Sie Versuchungen: Wenn Sie bei gesellschaftlichen Anlässen auf das Rauchen verzichten oder den Alkoholkonsum minimieren, werden zunächst Anzeichen beseitigt, die die Willenskraft untergraben. Bitten Sie Freunde/Familie, in Ihrer Nähe nicht zu rauchen.

Halten Sie Entwöhnungshilfen bereit: Das Mitführen von NRT-Kaugummis oder Lutschtabletten für Notfälle, wenn sich das Verlangen überwältigend anfühlt, wirkt Impulsen in der Gegenwart schnell entgegen, anstatt Zigaretten zu kaufen.

Bleiben Sie im Laufe der Zeit wachsam: Studien zeigen, dass mehr als die Hälfte der Rückfälle nach Ablauf der 3-Monats-Marke auftreten, sobald der Entzug abgeklungen ist. Wenn Sie auf zeitweilige, starke Impulse vorbereitet sind, können Sie verhindern, dass Sie unvorbereitet bleiben.

Nutzen Sie Unterstützungssysteme: Wenn Sie im Leidensdruck unvoreingenommene Kontaktpersonen anrufen können, sei es ein Peer-Mentor, der mit dem Rauchen aufgehört hat, oder ein Therapeut zur Tabakentwöhnung, motiviert dies, nicht in alte Gewohnheiten zurückzufallen.

12-Stufen-Raucherentwöhnungsgruppen stärken zudem das Engagement.

Während die Nikotinabhängigkeit ein dauerhaftes Aufhören erschwert, können sich die meisten Ex-Raucher im Interesse ihrer Lungengesundheit aus der Abhängigkeit des Tabaks befreien, indem sie pharmakologische Hilfsmittel, psychologische Unterstützung und Wachsamkeit gegenüber verlockenden Situationen in Anspruch nehmen. Vorübergehende Fehler gelten weiterhin als Fortschritt.

Kapitel vier

Trainings- und Aktivitätstempo

Starten einer Trainingsroutine

Während COPD-Patienten in der Regel körperliche Aktivität meiden, weil sie befürchten, dass diese ihre Atemprobleme verschlimmern könnte, trägt regelmäßige Bewegung in Maßen dazu bei, im Laufe der Zeit Ausdauer, Kraft und Lungenkapazität zu verbessern. Ein individueller Trainingsplan beugt Überanstrengung vor. Zu den wichtigsten Tipps zum Aufbau einer Fitnessroutine gehören:

Konsultieren Sie zuerst den Arzt: Personen mit zusätzlichen Krankheiten wie Herzerkrankungen benötigen vor Beginn eine ärztliche Genehmigung für sichere Trainingsniveaus und -formen. Ein

Rehabilitationstherapeut hilft auch bei der Anpassung der Routinen.

Fangen Sie langsam an: Wenn Sie mit überschaubaren kurzen Phasen von Gehen, Schwimmen oder Radfahren mit geringer Intensität beginnen, hilft dies dem Körper, sich anzupassen, ohne die Lunge zu belasten. Verwenden Sie die Skala für die wahrgenommene Belastungsrate, um im gewünschten Herzfrequenzbereich zu bleiben.

Machen Sie eine Lippenatmung: Das Ausatmen über fest geschlossene Lippen sorgt für einen Gegendruck, der die Atemwege erweitert. Dieser Ansatz während des Trainings verringert die Kurzatmigkeit und ermöglicht es den Patienten, Aktivitäten länger durchzuhalten.

Stärkt die Stützmuskulatur: Durch Cross-Training durch das Heben kleiner Gewichte für Arme, Brust und Schultern werden die Muskeln geschont, die

die Atmung unterstützen. Yoga stärkt die Körpermitte.

Wählen Sie unterhaltsame Aktivitäten: Die Teilnahme an Sportarten oder Übungen, die Spaß machen, wie Tanz, Tai Chi oder Wassergymnastik, macht die Fortsetzung dieser Gewohnheit über die gesundheitlichen Anforderungen hinaus lohnend. Auch die gemeinsame Reha fördert den Kameradschaftsgeist.

Ein individuell abgestimmtes Trainingsprogramm mit Schwerpunkt auf Ausdauer ermöglicht es COPD-Patienten, ihre Fitness zu steigern, ohne die Lungenkapazität zu überfordern. Dies fördert die Motivation, langfristig Sport zu treiben.

Techniken zur Energieeinsparung

Chronische Kurzatmigkeit und Erschöpfung bei COPD können grundlegende Selbstpflegeroutinen erschweren. Menschen passen sich an, indem sie sich beeilen, wenn sie sich wohl fühlen, aber anschließend längere Ruhezeiten einfordern. Durch bewussteres Tempo im Alltag bleibt die Ausdauer erhalten. Zu den nützlichen Techniken zur Energieeinsparung gehören:

Zeitaufgaben mit Ruhepausen: Durch das Planen wichtiger Aktivitäten in Kombination mit kurzen Sitzpausen wird das Erreichen übermäßiger Dyspnoe bei längerer Aktivität minimiert.

Nutzen Sie die Atementspannung: Längere Ausatmungen zur Verlangsamung der Atemfrequenz senken den Sauerstoffbedarf und lösen Muskelverspannungen, wodurch Tätigkeiten einfacher und weniger anstrengend werden.

Begrenzen Sie unnötige Schritte: Durch die Platzierung häufig verwendeter

Küchen-/Haushaltsgegenstände in unmittelbarer Nähe werden unnötige Wege vermieden, die Sie ständig durchlaufen müssen. Kombinieren Sie außerdem Ausflüge/Besorgungen, um Energie zu sparen.

Sitzen vs. Stehen: Jede Aktivität, die ordnungsgemäß im Sitzen ausgeführt werden kann, wie etwa das Kochen von Speisen, das Falten von Wäsche oder das Duschen, erspart Ihnen die zusätzliche Anstrengung, über längere Zeit ohne Unterstützung zu stehen.

Outsourcen, wenn möglich: Durch die Einstellung von Hilfskräften, sei es für schwere Arbeiten im Haushalt oder im Garten oder für die Lieferung von Lebensmitteln, entfallen einige der schwierigsten Arbeiten, bei denen es zu Atembeschwerden kommt, aus der Routine. Spart in den meisten Monaten Energie für vorrangige Aktivitäten.

Stimulationsaktivitäten helfen COPD-Patienten letztendlich dabei, wichtige Aufgaben des täglichen Lebens mit weniger Beschwerden und Belastung zu erledigen. Der Versuch, Atemnot zu überwinden, schlägt in der Regel fehl, da er eine längere Genesung auslöst.

Verwendung eines Pacing-Kalenders

Da sich bei COPD täglich unvorhersehbare Schwankungen ergeben, hilft die Implementierung eines maßgeschneiderten Stimulationsplans den Patienten dabei, empfohlene Trainingsroutinen und sinnvolle Aktivitäten mit Ruhe in Einklang zu bringen, um Überanstrengung basierend auf ihrem wöchentlichen Befinden zu verhindern. Zu den wichtigsten Tipps für den Pacing-Kalender gehören:

Farbcode-Energieniveaus: Verwenden Sie eine Legende mit Farbskalen, die niedrige/mittlere/hohe Energie angeben Tage, Highlight jedes Datum, um Energie zu visualisieren und Pläne zu ändern.

Leichte und schwere Tage abwechseln: Planen Sie intensiveres Training und soziales Engagement an den abgebildeten Tagen mit höherer Energie und leichtere Aktivitäten nach harten Nächten oder bei akuter Krankheit.

Eingebaute Flexibilität: Wenn Sie jeden Tag ungeplante Zeit lassen, können Sie Aufgaben nach Bedarf auf einen späteren Zeitpunkt verschieben, ohne dass es Ärger gibt, wenn bestimmte Dinge auf den nächsten potenziellen Tag verschoben werden.

Begrenzen Sie Termine: Während Arzttermine von entscheidender Bedeutung sind, reduzieren Sie weniger wichtige Verpflichtungen, insbesondere an schwierigeren Tagen, um sich auf Selbstpflege und Entspannung zu konzentrieren.

Planen Sie wöchentlich sinnvolle Ziele: Das Hinzufügen eines wöchentlichen Ausflugs für ein Kaffee-Date, einen Filmabend oder ein Mittagstreffen vermittelt ein Gefühl der Zielstrebigkeit, ohne dass es zu einer Überbuchung kommt.

Erwartungen anpassen: Vermeiden Sie unflexible Vorstellungen über „Fehltage", da COPD-Schwankungen einen fließenden Aufgabenwechsel erfordern. Konzentrieren Sie sich stattdessen auf das allgemeine Gleichgewicht und die Vermeidung schwerwiegender Unfälle und Flammen.

Die Bezugnahme auf einen sichtbaren, anpassbaren Tempokalender, der auf veränderliche Behinderungen zugeschnitten ist, ermutigt COPD-Patienten, das Bewusstsein für Körper und

Geist zu fördern, Einschränkungen zu erkennen und zu verhindern, dass sie sich in eine Verschlechterung ihrer Gesundheit stürzen.

Kapitel Fünf

Medikamente und Sauerstoff

Arten von Inhalatoren und Verneblern

Inhalative Bronchodilatatoren und Steroide sind für die COPD-Therapie zur Vorbeugung und Behandlung von Symptomen von entscheidender Bedeutung. Die effiziente Verabreichung der richtigen Medikamente ermöglicht eine optimale Medikamentenaufnahme. Zu den Geräteoptionen gehören:

Dosierinhalatoren (MDIs): Diese schnell wirkenden „Rettungs"-Inhalatoren verabreichen durch Herunterdrücken eines Kanisters eine vorab abgemessene Menge an Medikamenten in

Aerosolform. Der Einsatz erfordert eine hervorragende Koordination beim Niederdrücken und gleichzeitigem gründlichen Atmen. Abstandshalter können Menschen helfen, die mit Hand-Lungen-Timing zu kämpfen haben.

Trockenpulverinhalatoren (DPIs): DPIs basieren auf der tiefen, schnellen Inhalation des Patienten, um das pulverförmige Medikament in die Luftwege zu befördern. Da es sich um atemgesteuerte Geräte handelt, droht bei unzureichender Inhalationskraft eine unzureichende Dosierung. Die Modelle unterscheiden sich in der Benutzerfreundlichkeit.

Soft-Mist-Inhalatoren: Diese Inhalatoren sind zwar teurer, versprühen aber sanft eine Wolke aus sich langsam bewegendem Medikament, lassen sich leichter inhalieren und sind weniger auf Koordinationsfähigkeiten angewiesen. Dies macht die Medikamentenverabreichung insbesondere für ältere Patienten vertrauenswürdiger.

Vernebler: Maschinen, die flüssige Medikamente in Nebel umwandeln, um sie mithilfe einer Maske oder eines Mundstücks einfach zu inhalieren. Vernebler sind für Personen geeignet, die Handinhalatoren nicht ordnungsgemäß verwenden können. Allerdings sind sie weniger portabel.

Da mittlerweile verschiedene Gerätealternativen für die Verabreichung von inhalativen COPD-Medikamenten verfügbar sind, verbessert die Wahl der optimalen Lösung basierend auf Kosten, Benutzerfreundlichkeit und Zuverlässigkeit für jeden Einzelnen die Behandlung. Der richtige Unterricht ist entscheidend.

Orale Medikamente zur COPD-Behandlung

Über Inhalatoren hinaus verbessern zahlreiche Arten oraler verschreibungspflichtiger

Medikamente die Lungenfunktion und Lebensqualität von COPD-Patienten auf unterschiedliche Weise. Dazu gehören:

Bronchodilatatoren: Retardpillen, die die Bronchodilatatoren Theophyllin oder Roflumilast enthalten, wirken durch die Öffnung verstopfter Atemwege. Sie können in Betracht gezogen werden, wenn inhalierte Bronchodilatatoren allein zur Linderung der Symptome nicht ausreichen.

Steroide: Während inhalative Kortikosteroide die erste Wahl sind, werden orale Steroide wie Prednison kurzfristig zur Behandlung plötzlicher COPD-Exazerbationen eingesetzt, um Entzündungen während Anfällen schnell zu reduzieren. Eine Verjüngung ist erforderlich.

Antibiotika: Bei schweren Schüben, die durch Atemwegsinfektionen hervorgerufen werden, behandeln verschreibungspflichtige Antibiotika die zugrunde liegende bakterielle Ursache, während

Steroide die daraus resultierende Entzündung bekämpfen und so eine doppelte Linderung erzielen.

Mukolytika: Medikamente wie Carbocistein und Mecystein helfen dabei, zähen Schleim abzubauen, sodass Patienten ihn besser durch Husten ausscheiden können. Eine verbesserte Atmung kann die Schwere einer Exazerbation verhindern.

Eine kombinierte orale Behandlung mit Inhalatoren verbessert das COPD-Management für Menschen mit anhaltenden Symptomen. Ärzte passen die Behandlungspläne an die Bedürfnisse jedes Patienten an, indem sie die Wirksamkeit ständig im Vergleich zum aktuellen Grad der Lungenfunktionsstörung überwachen.

Verwendung von zusätzlichem Sauerstoff

Bei vielen Patienten mit mittelschwerer bis schwerer COPD kommt es entweder nachts, bei Aktivitäten oder ständig zu einem starken Sauerstoffmangel. Diese Hypoxämie belastet das Herz und beeinträchtigt die Ergebnisse. Eine ergänzende medizinische Sauerstofftherapie stellt eine ausreichende Sauerstoffsättigung für eine stabile Atmung und wichtige Organfunktionen wieder her. Zwei grundlegende Ansätze, die je nach Bedarf vorgestellt werden, sind:

Kurzzeitiger Sauerstoff: Mitgeführte kleine tragbare Flaschen, die nur gelegentlich bei sportlicher Betätigung oder zur Linderung akuter Dyspnoe verwendet werden, ermöglichen es Menschen mit weniger schwerer Ruhehypoxämie, ihre mobile Funktionsfähigkeit sicher aufrechtzuerhalten. Ärzte verschreiben bestimmte Flussraten.

Langzeit-Sauerstofftherapie (LTOT): Kontinuierliche, rund um die Uhr über Konzentratorgeräte zugeführte Sauerstoffversorgung bei Menschen mit chronischer Ateminsuffizienz bietet enorme Überlebensvorteile, bessere Schlafqualität, geistige Leistungsfähigkeit und verbesserte körperliche Leistungsfähigkeit.

Der Erfolg einer Sauerstofftherapie hängt von der Einhaltung der ärztlich verordneten Verwendung von Sauerstoff ab. Vorteile können leicht rückgängig gemacht werden ohne ständige Einhaltung. Eine ordnungsgemäße Aufklärung der Patienten gewährleistet angemessene Erwartungen und eine angemessene Nutzung der Geräte. Eine kontinuierliche Neubewertung mit Blutsauerstoffüberwachung und Änderungen der Durchflussraten im Verlauf der Krankheit gewährleistet eine angemessene Sättigung.

Zusätzlicher Sauerstoff stellt die Möglichkeiten wieder her.

Kapitel Sechs

Atemtechniken

Gespitzte Lippenatmung

Die Lippenatmung ist eine leicht zu erlernende Methode, die COPD-Patienten dabei hilft, Kurzatmigkeit zu reduzieren, den Atemwegsdruck zu erhöhen, um sie offen zu halten, und die schnelle Atemfrequenz zu verlangsamen. Durch tiefes Ausatmen über die zusammengezogenen Lippen bleiben die Luftwege erweitert, was zu einer verbesserten Sauerstoffzufuhr führt. Zu den Schritten gehören:

1. Entspannen Sie die Nacken- und Schultermuskulatur, bevor Sie beginnen. Durch die richtige Haltung wird die Brusthöhle vollständig geöffnet.

2. Atmen Sie 2 Sekunden lang sanft und eine kleine Menge durch die Nase ein, um die Brusterweiterung zu optimieren.

3. Ziehen Sie die Lippen in eine „O"-Form und blasen Sie sie dann doppelt so lange, etwa 4 Sekunden lang, fest durch die Lippen aus.

4. Wiederholen Sie den Zyklus: Atmen Sie leicht ein, dann kräftig und länger aus und atmen Sie dabei mit gespitzten Lippen aus. Streben Sie nach ruhigen Bauchatmungen.

5. Wenden Sie den Ansatz immer dann an, wenn Sie kurzatmig sind, z. B. bei Aktivität, Stress oder der Einwirkung von Reizstoffen. Es hilft, Hyperventilation zu vermeiden.

Durch häufiges Üben wird das Atmen mit geschürzten Lippen zur zweiten Natur und führt zu einer schnellen Linderung der Symptome. Es kann gefürchtete Exazerbationen verhindern, wenn es rechtzeitig durchgeführt wird. Alliierte Gesundheitsexperten vermitteln die richtigen Techniken.

Zwerchfellatmung

Das Zwerchfell ist der Schlüsselmuskel, der tiefe, vollständige Atemzüge unterstützt. Bei einer Schwächung durch COPD stärkt die Bauchatmung das Zwerchfell wieder und bewegt gleichzeitig minimale Brustmuskeln, wodurch die Arbeit verringert wird. Die Schritte umfassen:

1. Legen Sie sich mit gebeugten Knien auf den Rücken, eine Hand auf dem Bauch und eine Hand auf der oberen Brust. Oder sitzen Sie etwas nach vorne geneigt.

2. Atmen Sie langsam durch die Nase ein und spüren Sie, wie sich der Bauch mit dem Atem hebt, während Sie die Schultern und den oberen Brustkorb ruhig halten.

3. Spannen Sie die Bauchmuskeln sanft an, während Sie durch gespitzte Lippen gründlich einatmen.

4. Wiederholen Sie den Vorgang mit einer Reihe tiefer Einatmungen im Bauchraum, gefolgt von ausgedehnten Ausatmungen. Verwenden Sie die Membran, um den Durchfluss zu steuern.

5. Üben Sie zwei- bis dreimal täglich Sitzungen mit einer Dauer von 5 bis 10 Minuten, um die Zwerchfellmuskulatur und -kapazität zu stärken. Die richtige Technik wird mit der Zeit einfacher. Kann bei Krankheitsschüben oder während der Aktivität verwendet werden, um die volle Lungenkapazität zu nutzen.

Das Umlernen der Brust- und Bauchatmung verhindert schnelle, flache Atemzüge im oberen Brustbereich, die den Lufteinschluss bei COPD verschlimmern. Durch die Stärkung des Zwerchfells wird die Ausdauer der Lunge verbessert, um den Körper langfristig effizienter mit Sauerstoff zu versorgen.

Schleim aus der Lunge entfernen

Bei COPD kommt es häufig zu einer übermäßigen Schleimproduktion, die die Atemwege verstopft und die Bildung infektionsanfälliger Bakterien begünstigt. Wenn Sie lernen, den Schleim durch kontrolliertes Husten, geeignetes Wasser und schleimlösende Mittel zu beseitigen, können Sie Schwierigkeiten vorbeugen. Nützliche Tipps sind:

1. Nehmen Sie schleimverdünnende Medikamente wie Guaifenesin ein, um den Schleim aus der

Atemwegsschleimhaut zu lösen, damit der Schleim durch Husten entfernt und nicht tiefer in die Schleimhaut gedrückt wird.

2. Trinken Sie warme Tees und klare Brühen, da der Dampf Schleimabsonderungen löst und sie beweglicher macht. Bleiben Sie gut hydriert.

3. Beugen Sie sich beim Husten nach vorne und nutzen Sie dabei die Bauchmuskeln, um den Schleim fest und ohne Anstrengung abzuhusten. Atmen Sie anschließend mit gespitzten Lippen.

4. Führen Sie Behandlungssitzungen mit Brustperkussion entweder einzeln oder durch Atemtherapeuten durch, um festsitzenden Schleim durch eine Haltungsdrainage durch Vibrationen freizusetzen.

5. Probieren Sie natürliche Therapien wie Nasennebenhöhlenspülungen, Pfefferminze, Eukalyptus oder Ingwer aus, um produktiven

Husten auszulösen. Vermeiden Sie Erstickungsgefahren wie Milchprodukte.

Das Reinhalten der Atemwege von obstruktivem Schleim ermöglicht einen freien Luftstrom und verringert gefährliche Infektionen für COPD-Patienten durch eine Kombination aus pharmazeutischen und natürlichen schleimlösenden Behandlungen sowie effizienten Auswurfstrategien.

Kapitel sieben

Schübe verhindern

Anzeichen eines Schubes erkennen

COPD-Exazerbationen oder eine plötzliche akute Verschlechterung der Atemwegsbeschwerden schädigen die Gesundheit und erfordern eine schnelle Behandlung. Das Erkennen kleinerer Anfangsindikatoren ermöglicht ein frühzeitiges Eingreifen. Zu den Warnzeichen gehören:

Allmählich einsetzende Atemlosigkeit: Plötzliche oder allmähliche Aktivitätseinschränkungen, die Nutzung der Hilfsmuskeln im Nacken/Schultern zum Atmen oder ein schnelles Atemnot-Gefühl lassen auf einen bevorstehenden Schub schließen.

Erhöhter Husten und Auswurf: Erhöhtes Schleimvolumen, Konsistenzveränderungen oder Klebrigkeit zusammen mit unkontrollierten Hustenanfällen deuten auf Reizungen und Infektionen hin, die häufig den Anfällen zugrunde liegen.

Fieber, Schüttelfrost und Müdigkeit: Nachlassende körperliche Ausdauer in Kombination mit Symptomen einer Viruserkrankung deuten darauf hin, dass der Körper entzündlich und anfällig ist. Vorbehandeln, um ein schnelles Absturz zu vermeiden.

Komplikationen wie Schwellungen: Flüssigkeitsansammlungen in den unteren Extremitäten oder Knöcheln, Kopfschmerzen, Engegefühl in der Brust und erhöhte Angstzustände gehen mit einer Lungenfunktionsstörung einher.

Verschlimmerung der Schlafprobleme: Schlafstörungen durch häufigen nächtlichen

Husten oder zuvor behandelbare Schlafapnoe weisen auf eine Ateminstabilität hin.

Das frühzeitige Erkennen von Exazerbationen, bevor sie sich durch geringfügige Symptomveränderungen verschlimmern, führt zu einer rechtzeitigen Anpassung von Medikamenten und Vorsichtsmaßnahmen, die den Schweregrad beeinflussen können. Spielen Sie Änderungen nicht herunter.

Anpassung der Behandlung bei Krankheitsschüben

Neben den normalen COPD-Erhaltungsmedikamenten umfasst die Behandlung plötzlicher akuter Anfälle eine eskalierende Therapie, um Entzündungen schnell zu reduzieren und die Atemwege zu öffnen, was als

„Dreifachtherapie" bezeichnet wird. Zu den Anpassungen gehören:

Fügen Sie orale Steroide hinzu: Leistungsstarke orale Kortikosteroide wie Prednison wirken schnell, um entzündete Atemwege zu lindern, und werden abgesetzt, sobald die Entzündung nachlässt.

Erhöhen Sie die Anzahl der Bronchodilatatoren: Der großzügigere Einsatz schneller „Rettungs"-Inhalatoren gewährleistet eine maximale Erweiterung der Atemwege. Es können auch längenwirksame Bronchodilatatoren hinzugefügt werden.

Beginnen Sie mit der Antibiotikagabe: Wenn sich bei zunehmendem Auswurf eine Grunderkrankung zeigt, die den Schub verursacht, kann die Einleitung einer Antibiotikatherapie diese Hauptursache beheben.

Überwachen Sie den Sauerstoffbedarf: Pulsoximeter können feststellen, ob sinkende Sauerstoffwerte während Fackeln zusätzlichen Sauerstoff erfordern.

Einschränkung der Aktivität: Schwere Anfälle erfordern Ruhe und die Vermeidung von Atemwegsreizungen, um die Heilung der Lunge zu unterstützen.

Eine umgehende medizinische Versorgung und eine sich selbst anpassende Behandlung gemäß schriftlicher Aktionspläne, wenn Anzeichen einer Exazerbation auftreten, fördern die Genesung und minimieren kostspielige Notaufnahmen oder Krankenhausaufenthalte aufgrund verspäteter Interventionen.

Identifizieren und Ändern von Auslösern

Die Vorbeugung von COPD-Schüben hängt vom Verständnis der Muster rund um die Exposition ab, die immunologische Veränderungen und Veränderungen des Luftstroms auslösen, sodass geeignete Anpassungen des Lebensstils die Risiken verringern. Zu den häufigsten Auslösern gehören:

Infektionen der Atemwege: Erkältungen in der Brust, Nebenhöhlenentzündungen, Bronchitis oder Grippe führen häufig zu Schüben, indem sie Entzündungen verstärken. Eine Impfung und die Vermeidung einer Exposition verringern die Häufigkeit.

Luftverschmutzung und Rauch: Schlechte Außen- und Innenluftqualität aufgrund von Autoabgasen,

Waldbränden oder Passivrauch enthält PM2,5-Partikel, die eine Verschlechterung der Symptome auslösen. Verwenden Sie Masken, wenn die Partikelkonzentration ansteigt.

Körperliche Überanstrengung: Eine zu hohe Belastung der körperlichen Leistungsfähigkeit aufgrund des Schweregrads der COPD belastet die Lunge. Pacing-Aktivitäten verhindern die Ansammlung von Milchsäure.

Stress, Angst und Depression: Unkontrollierte negative Emotionen erzeugen entzündliche Stresshormone oder beeinträchtigen die Wahrnehmung von Symptomen. Einige Medikamente tragen ebenfalls dazu bei.

Nichteinhaltung von Medikamenten: Eine schlechte Einhaltung der Einnahme von Erhaltungsinhalatoren/-medikamenten macht die Lunge anfälliger, da die Kontrolle über die Grundsymptome verloren geht. Vermeiden Sie gefährliche Lücken oder Anpassungen ohne ärztliche Hilfe.

Das Erkennen und Begrenzen von Umwelt- und Verhaltensauslösern sorgt für eine verbesserte Stabilität im Alltag von COPD-Patienten durch weniger episodische Krankheitsepisoden.

Kapitel Acht

Emotionale Gesundheit

Umgang mit Trauer und Verlust

Die Diagnose einer chronischen Erkrankung ist aufgrund der Dauerhaftigkeit und der unsicheren Prognose mit Ängsten verbunden. Bei COPD führt die verminderte Fähigkeit geliebten Hobbys und Unabhängigkeit manchmal zu verheerenden Verlusten, die zu Verleugnung, Wut, Verzweiflung und Angst führen. Zu einer gesunden Bewältigung gehört:

Sich selbst trauern lassen: Das Verarbeiten und Teilen schwieriger Gedanken durch Tagebuchschreiben oder mit vertrauenswürdigen Freunden verhindert Schwären. Selbsthilfegruppen verbinden sich mit anderen, die ähnliche Verluste erleiden.

Einschränkungen auffrischen: Anstatt sich selbst Vorwürfe zu machen, wenn man sie mit früheren Fähigkeiten vergleicht, sollten Sie die aktuellen Stärken erkennen und sich dabei auf Gemeinschaftshilfen stützen. Jeder Tag wird in aufmerksamer Anpassung geübt.

Einen neuen Sinn finden: Konstruieren Sie einen Sinn rund um höhere Pflegeaufgaben, helfen Sie bei Lungenorganisationen, genießen Sie die Familie oder drängen Sie auf COPD-Bewusstsein. Lassen Sie den Perfektionismus los.

Freude trotz Schwierigkeiten planen: Die Aufrechterhaltung eines gewissen Maßes an freudigen Hobbys, Urlaubsausflügen oder neuen Aktivitäten auf der Wunschliste, die sich auf den gegenwärtigen Moment konzentrieren, weckt in schwierigen Momenten Hoffnung.

Suchen Sie Beratung auf, wenn Sie nicht weiterkommen: Für manche ist eine professionelle Behandlung von entscheidender Bedeutung, um schwere Trauer aufgrund unerwünschter Lebensveränderungen, Traumata oder Selbstmordgedanken zu bewältigen. Es bleiben immer Alternativen übrig.

Indem wir Raum für die Trauer um das Verlorene lassen, entfällt der Kampf gegen die Realität, der die Trauer verschlimmert. Das Nachdenken über übriggebliebene Geschenke bringt dabei Frieden.

Beitritt zu einer COPD-Selbsthilfegruppe

Lokale oder Online-COPD-Selbsthilfegruppen helfen bei der Linderung Einsamkeit durch Verbundenheit über häufige Symptome, Probleme und Siege im Umgang mit Krankheiten. Selbsthilfegruppen:

Bieten Sie Gemeinschaft: Das Knüpfen von Freundschaften mit Menschen, die unter ähnlichen Schwierigkeiten leiden, bietet Motivation, Verantwortung und Tipps, wie man trotz Einschränkungen gut leben kann.

Ermöglichen Sie einen sicheren emotionalen Ausdruck: Die Teilnehmer hören zu, ohne zu urteilen, was eine gesunde Verarbeitung von Angst, Wut oder Traurigkeit erleichtert, anstatt Herausforderungen zu unterdrücken. Verschwiegenheitsregelungen schaffen Vertrauen.

Bieten Sie Bildung: Medizinische Gruppenseminare, Gastexperten und die Vermittlung von kollektivem Wissen zum Umgang mit der Bürokratie im Gesundheitswesen und zum Zugriff auf Community-Ressourcen erweitern das Wissen.

Stärken Sie die Selbstbestimmung: Zu beobachten, wie andere Selbstvertretung üben, neue Hilfsmittel angenehm anpassen oder Beziehungen trotz Behinderung aufrechterhalten, steigert die Moral und die Selbstwirksamkeit.

Der Hilflosigkeit entgegenwirken: Das Herausfordern von Narrativen über unheilbares Elend oder Abhängigkeit durch den Wechsel von Optionen fördert die proaktive Verantwortung für das Wohlbefinden trotz Unbekanntem.

Die Mitgliedschaft in großen persönlichen oder virtuellen Atemwegsgruppen gibt Mut, Hoffnung und Lebensbalance während der Höhen und Tiefen der COPD.

Unterstützung der psychischen Gesundheit

Mit der Entwicklung einer COPD, die zu zunehmender Dyspnoe, Abhängigkeit von anderen und medizinischer Unsicherheit führt, steigt die Häufigkeit klinisch schwerer Angstzustände und Depressionen, die professionelle Unterstützung erfordern. Zu den Optionen gehören:

Individuelle Beratung: Erkundung von Ängsten oder früheren Schwierigkeiten, die sich auf die aktuellen Bewältigungsfähigkeiten auswirken. Therapeuten vermitteln Fähigkeiten wie die kognitive Verhaltenstherapie (CBT), mit der schädliche Gedanken verändert und die Funktionsfähigkeit beeinträchtigt werden. Sitzungen ergänzen häufig die Teilnahme an der Lungenrehabilitation.

Gruppentherapie: Der Austausch von Erfahrungen dort, wo andere „es bekommen", fördert die Normalität und die versuchten Heilmittel. Feedback ist integriert und die Unterstützung des Therapeuten bringt Erkenntnisse hervor.

Medikamente: Wenn Stimmungsstörungen auf einem Serotonin-Ungleichgewicht oder chronischen Stresshormonen beruhen, können Psychiater Antidepressiva/Anti-Angst-Medikamente wie SSRIs verschreiben, die nicht mit Atemwegsbehandlungen kombiniert werden dürfen.

Geist-Körper-Praktiken: Methoden, die Entspannungsreaktionen hervorrufen, wie Yoga, Meditation, Biofeedback oder Hypnotherapie, lindern die angespannte Atmung der Muskeln und lindern damit verbundene emotionale Turbulenzen durch konsequentes Üben und Umschulen physiologischer Stressreaktionen.

Ob Gesprächstherapie, medizinische Behandlungen oder Wellness-Praktiken: Eine professionelle psychische Gesundheitsbehandlung unterstützt die medizinische Versorgung bei der Bewältigung der psychologischen Auswirkungen von COPD. Dieser kombinierte Ansatz sorgt für maximale Heilung.

Kapitel Neun

Aufrechterhaltung der Schlafqualität

Die Bedeutung von erholsamem Schlaf

Effektiver Schlaf ist für COPD-Patienten von entscheidender Bedeutung, um neue Energie zu tanken, entzündeten Atemwegen die Möglichkeit zu geben, sich zu erholen, Kohlendioxid auszuscheiden und Erinnerungen und Lernprozesse zu festigen. Chronischer, nicht erholsamer Schlaf verstärkt die Symptome. Wichtige Untersuchungen zu den lebenswichtigen Auswirkungen des Schlafs zeigen:

Immunresilienz: Während tiefer REM-Zyklen steigt die Stoffwechselaktivität, was die

Antikörperproduktion und die Gesundheit der weißen Blutkörperchen fördert und so infektionsbedingte Exazerbationen abwehrt. Schlafentzug verringert die Abwehrkräfte.

Erholung der Atemwege: Der Spiegel natürlicher Kortikosteroide steigt nachts an, wodurch Schwellungen in den Bronchien gemindert und Schleimablagerungen beseitigt werden. Fehlt diese nächtliche entzündungshemmende Wirkung, verschlimmert sich die Verengung.

Sauerstoff-/CO_2-Gleichgewicht: Kurze Erregungen stören die wichtige Sauerstoffaufnahme im Blut und die Kohlendioxidausscheidung. Angesammelte Abgase führen zu einer schnelleren und flacheren Atmung.

Wiederherstellung des Körpers: Von der Heilung von Hautzellen, Gewebe und Muskeln bis hin zur Verarbeitung von Stresshormonen stellt das parasympathische Nervensystem die Homöostase am besten ohne Unterbrechungen wieder her.

Kognitive Schärfe: Die Festigung von Erinnerungen, Denkfähigkeiten und Aufmerksamkeitsfähigkeit hängt von ausreichend schnellen Augenbewegungen (REM) und langsamem Schlaf ab, der alle Phasen ordnungsgemäß und ohne Störungen durchläuft.

Die Auffrischung des Schlafes als zentrale Medizin ermöglicht es COPD-Patienten, Schwierigkeiten zu überwinden, um die Symptomstabilität zu erhöhen und die Leistungsfähigkeit am nächsten Tag zu verbessern.

Behandlung von Schlafapnoe

Die Hälfte der Menschen mit COPD leidet auch an obstruktiver Schlafapnoe (OSA), was die

Hypoxämie verschlimmert und das Risiko einer pulmonalen Hypertonie erhöht. Die Untersuchung und Behandlung von OSA verbessert die COPD-Ergebnisse. Zu den Optionen gehören:

CPAP-/BiPAP-Geräte: CPAP-Geräte (Continuous Positive Airway Pressure) oder Bi-Level-Varianten (BiPAP) halten die Atemwege während des Schlafs klein und komprimieren sie mit milder Druckluft offen, um Pausen zu vermeiden. Durch die Befeuchtung wird Trockenheit verhindert. Diese werden von den meisten Patienten gut vertragen und können lebensrettende Therapien sein, wenn sie wie angegeben jede Nacht verabreicht werden.

Orale Geräte: Maßgeschneiderte Unterkieferschienen schieben den Kieferknochen leicht nach vorne und öffnen so engere Lufträume. Orale Geräte sind weniger belastend als CPAP-Geräte und eignen sich für leichtere Apnoe-Patienten, erfordern jedoch eine Anpassung und Modifikation.

Lagerungstherapie: Da sich die Verengung der Atemwege bei manchen im Liegen verschlimmert, kann das bloße Hinzufügen eines Keilkissens, das den Kopf beim Schlafen auf dem Rücken um 5–10 cm anhebt, Apnoe wirksam verhindern. Optimal ist es, die Rückenlage ganz zu vermeiden.

Chirurgie: Personen mit isolierten Blockaden wie größeren Mandeln reagieren positiv auf ambulante Gewebeentfernungsverfahren, wenn die konservative Therapie fehlschlägt. Allerdings können zugrunde liegende Lungenerkrankungen trotzdem zu Schlafstörungen führen.

Bei COPD-Patienten ist eine sorgfältige Bewertung aller Schlafproblemsymptome erforderlich, bevor neben der COPD-Behandlung geeignete mechanische, orale oder chirurgische Apnoetherapien festgelegt werden. Typischerweise ist eine Kombinationstherapie angezeigt.

Entspannungstechniken

Die Frustrationen bei COPD, gepaart mit Reizen durch häufiges Husten oder rasende Gedanken, halten die Patienten in einem Zustand physiologischen Stresses, der sich auf die Einleitung und Aufrechterhaltung des Schlafs auswirkt. Das Beherrschen von Entspannungsfähigkeiten wirkt der Erregung entgegen. Zu den nützlichen Ansätzen gehören:

Achtsamkeitsmeditation: Das unvoreingenommene Beobachten von Gedanken und das anschließende Ablenken der Aufmerksamkeit auf körperliche Empfindungen im gegenwärtigen Moment wie den Atem führt zu parasympathischer Entspannung und senkt den Adrenalinspiegel. Apps führen zu kurzen täglichen Sitzungen.

Progressive Muskelentspannung: Durch das systematische Anspannen und Entspannen von

Muskelgruppen von Kopf bis Fuß wird das Bewusstsein für Körperspannungen geschärft und diese gelöst. Das fokussierte Vorgehen erzeugt Ruhe.

Geführte Bilder: Friedliche Bilder beim Lauschen von Naturgeräuschen lenken den Geist ab und lassen unangenehme Gedanken verblassen. Wenn Sie entspannt sind, können Sie leichter einschlafen.

Aromatherapie: Studien belegen die beruhigenden Eigenschaften des ätherischen Lavendelöls durch Stimmungsaufhellung und Senkung des Blutdrucks. Das Verteilen während der Entspannungsprozeduren vor dem Schlafengehen schafft eine angenehme Einstellung zum Ausruhen.

OTC-Nahrungsergänzungsmittel: Einige natürliche Arzneimittel wie Kamillentee, Magnesiumpräparate oder CBD haben angstlösende Eigenschaften, die COPD-Schlafprobleme ohne umständliche Routinen oder Nebenwirkungen mildern können.

Während die medizinische Überwachung bei der Behandlung von Schlafstörungen von entscheidender Bedeutung ist, erhöhen naturalistische Entspannungsrituale die Möglichkeit eines erholsamen Schlafs, der für das Wohlergehen von COPD-Patienten von entscheidender Bedeutung ist.

Kapitel Zehn

Telegesundheit und Technologie

Telemedizinbesuche und Apps

Virtuelle Telegesundheitslösungen ermöglichen es Patienten, zwischen Praxisbesuchen und Fernüberwachung schnell online auf Lungenspezialisten zuzugreifen, um Hilfe bei Exazerbationen zu erhalten. Zu den Funktionen gehören:

Videotermine: Geplante oder bedarfsgesteuerte Videokonferenzen mit Lungenärzten ermöglichen eine schnelle visuelle Beurteilung und Anpassung des Behandlungsplans, ohne dass Sie das Haus verlassen müssen, wenn Sie mit einer Krankheit zu kämpfen haben.

Digitale Stethoskope: Spezielle Bluetooth-Stethoskope synchronisieren Atemgeräusche in Echtzeit während Videoanrufen für eine präzise Auskultation. Bilder einer Infektion zur Unterstützung der Diagnose.

Rezeptnachfüllungen: Telemedizin-Ärzte können elektronisch Rezepte an die vom Benutzer bevorzugten Apotheken verschreiben, wenn sich der Husten verschlimmert, oder Antibiotika-Skripte für die Lieferung nach Hause schreiben, wenn eine Bronchitis offensichtlich ist.

Asynchrones Messaging: Krankenschwester Beratung Mithilfe der Hotline können Sie jederzeit über die App nicht dringende COPD-Anfragen stellen und erhalten dann eine klare schriftliche Rückmeldung darüber, welche Symptome behandelt werden müssen.

Integrierte Schulung: Videointegrierte medizinische Tutorials zu Inhalationsverfahren, empfohlenen

Hustenpositionen, Atemübungen oder Techniken zum Aushusten von Schleim verstärken Best Practices.

Durch die Vereinfachung des Zugangs zu professioneller Unterstützung bei chronischen Atemwegserkrankungen über virtuelle Notfallversorgungsplattformen wird sichergestellt, dass Patienten zu Hause optimal betreut werden und gleichzeitig Krankheitsmuster verfolgen.

Maßgeschneiderte Aktivitäts-Tracker für die COPD-Genesung

Tragbare Fitnesstechnologie kombiniert mit intelligenten mobilen Apps, die speziell für COPD entwickelt wurden, bietet geführte Ziele, die auf den Schweregrad der Erkrankung abgestimmt sind, um sich mehr zu bewegen und gleichzeitig Überanstrengung zu vermeiden. Hilfefunktionen:

Belastungsunverträglichkeit protokollieren: Durch die Eingabe täglicher Symptome wie Müdigkeit, Husten, Schleimfarbe oder Schlafstörungen werden Zustandsinformationen in Echtzeit erfasst, die beim nächsten Arztbesuch besprochen werden können.

Legen Sie schrittweise Ziele fest: Basierend auf der protokollierten Grundausdauer erstellt die App einen abgestuften Trainingsplan, bei dem die Dauer/Intensität wöchentlich erhöht wird. Erinnerungen fördern die Einhaltung.

Vitalwerte überwachen: Integrierte Pulsoximetrie-, Herzfrequenz- und Atemfrequenz-Tracker warnen vor Anzeichen drohender Exazerbationen für eine frühzeitige Intervention.

Teilen Sie Klinikerberichte: Apps synchronisieren aufgezeichnete Aktivitäts-, Vitalparameter- und

Symptomdaten sicher mit Klinikerportalen, um einen ganzheitlichen Überblick über die gesamte Person zu ermöglichen und benutzerdefinierte Änderungen vorzunehmen, die die Reha-Produktivität steigern.

Fördern Sie Änderungen des Lebensstils: App-Communities bieten gesunde COPD-freundliche Rezepte, Vorschläge zur psychischen Gesundheit oder Warnungen vor lokalen Gesundheitsgefahren für die Luftqualität wie Luftverschmutzung/Pollenbelastung.

Durch den Einsatz intelligenter Fitness-Technologiefortschritte können COPD-Patienten im Einklang mit den Erkenntnissen des klinischen Supportteams eine gewisse Kontrolle über schwankende Grenzwerte erlangen und so die Funktion verbessern.

Heimgeräte zur Überwachung von Symptomen

Fortschrittliche Heimsensorgeräte erfassen rund um die Uhr Lungengesundheitsdaten und warnen vor dem Risiko von Exazerbationsattacken oder signalisieren, dass Medikamentenmodifikationen basierend auf bestimmten Symptomschwellenwerten von Vorteil sein können. Gerätehilfe:

Verfolgen Sie Atemmuster: Berührungslose Biobewegungssensoren neben dem Bett überwachen die Grundatemfrequenz, erkennen Atembeschwerden während des Schlafs und protokollieren Veränderungen im Tagesverlauf, die auf den Beginn einer Infektion hinweisen.

Rohdaten von Geräuschen übertragen: Mikrofone, die nächtliche Hustengeräusche oder einzigartige Keuchgeräusche auffangen, übertragen

Aufzeichnungen an Kliniken, um die zunehmende Einschränkung des Luftstroms zu untersuchen.

Messen Sie Reizstoffe im Innen- und Außenbereich: Mit dem Internet verbundene Luftqualitätssensoren protokollieren Partikel, Verschmutzung und Allergieniveaus rund um das Zuhause der Patienten und zeigen mögliche Auslöser auf, die jeder reduzieren kann.

Überwachen Sie die Sauerstoffsättigung: Bluetooth-fähige Pulsoximeter erstellen Gesamtmuster der Sauerstoffvariabilität zu verschiedenen Tageszeiten oder Aktivitäten und ermitteln so, ob die Verschreibung von tragbarem oder nächtlichem Sauerstoff vorbeugend wirksam sein kann.

Da sich die künstliche Intelligenz ständig weiterentwickelt, liefern COPD-Überwachungsgeräte für zu Hause erheblich umfangreichere reale Daten für frühere Eingriffe und Fernunterstützung für Patienten bei der Aufrechterhaltung der Lungenfunktion.

Kapitel Elf

Palliativpflege

Pflege bei schweren COPD-Exazerbationen

In akuten und chronischen Phasen, in denen COPD-Schübe lebensbedrohlich werden und zu Ohnmachtsanfällen, starkem Sauerstoffmangel oder einer Kohlendioxidretention führen, die eine Behandlung auf der Intensivstation erfordern, bieten palliative Maßnahmen doppelte Linderung und prognostische Ehrlichkeit. Zu den Optionen gehören:

IV-Medikamente: Intravenöse Steroide, Bronchodilatatoren und beruhigende Medikamente gegen Angstzustände wirken schneller und können von einem geschwächten Verdauungssystem nicht absorbiert werden. Ärzte passen die Dosis an, um Gelassenheit und Lufthunger auszugleichen.

Nicht-invasive Beatmung: Die Verwendung von BiPAP-Masken optimiert den Sauerstoff- und Kohlendioxidgehalt durch gewaltsame Luftbewegung ohne gefährliche Intubation. Die Einstellungen werden regelmäßig geändert, um den Blutgasdaten gerecht zu werden.

Ermittlung von Patientenzielen: Durch die Erörterung von Präferenzen bei Herz- oder Atemstillständen aufgrund geringer Reversibilitätsaussichten werden Entscheidungen hinsichtlich möglicher HLW, Defibrillation, Intubation oder der ausschließlichen Konzentration auf Komfort geklärt.

Einbeziehung der Familie: Die enge Anwesenheit der Familie selbst auf Intensivstationen erleichtert die Bewältigung trotz der Schwere der

Atembeschwerden mit unbekannter Prognose und schafft eine Beziehung zu den Leistungserbringern bei der Änderung der Pflegeprioritäten, wenn sich der Rückgang beschleunigt.

Fortgeschrittene COPD-Exazerbationen erfordern umfassende medizinische Unterstützung unter Berücksichtigung lebensbegrenzender Realitäten und Patientenwünsche. Die gemeinsame Entscheidungsfindung bestimmt die Einstellung, ob maximale Anstrengungen zur Genesung oder zur Verbesserung der Lebensqualität unternommen werden sollen.

Hospiz und Sterbebegleitung

Sobald die COPD-Fortschritte zu einer anhaltend schlechten Symptomkontrolle und häufigen Krankenhausaufenthalten trotz idealer Medikamente führen, konzentriert sich der

Übergang zur Hospizpflege auf das Wohlbefinden und nicht auf unrealistische Heilungsversuche. Zu den mitfühlenden Elementen gehören:

Häusliche Dienste: Wenn Sie sich für ein Heimhospiz entscheiden, erhalten Sie medizinische Behandlung, Ausrüstungsbedarf, Besuche durch Seelsorger und Hilfe durch Gesundheitshelfer in einer vertrauten, komfortablen Umgebung mit der Familie, anstatt in einer Anstalt zu sterben.

Linderung von Schmerzen und Atemnot: Flüssiges Morphin oder Morphinpumpen, die rund um die Uhr in Betrieb sind, verringern Lufthunger und Ängste in den letzten Monaten, ohne sich Gedanken über Abhängigkeit oder Dosierungsbeschränkungen machen zu müssen. Sauerstoff hilft.

Anleitung zur Todesdoula: Speziell qualifizierte Navigatoren befassen sich mit spirituellen Themen, Legacy-Initiativen, Bestattungsplänen, dem Vervollständigen einer Wunschliste oder Ritualen rund um das Loslassen, um den Sinn zu entdecken, wenn die Lungenfunktion nachlässt.

Trauerunterstützungssystem: Interdisziplinäre Teams aus Beratern schulen Betreuer und Familienbewältigungstechniken für den Umgang mit erwarteten Verlusten, während sie gleichzeitig präsent bleiben. Anschließend helfen Nachuntersuchungen.

Wenn der aktive Tod beginnt, Schrecken hervorzurufen, konzentrieren sich Hospize darauf den Körper entspannen und Geist. Die Beachtung von Entscheidungen am Lebensende über Ort, Behandlungseinstellungen und Abschlussgespräche schafft Trost, wenn die Atmung nachlässt.

Ressourcen zur Unterstützung von Pflegekräften

Die täglichen Heldentaten, die COPD-Betreuer vollbringen, erschöpfen oft kontinuierlich die physischen Reserven und emotionalen Ressourcen, die eine kontinuierliche Hilfe bei der Bewältigung erfordern. Nützliche Verkaufsstellen bieten:

Entlastungspflege: Tagesprogramme für Erwachsene oder Haussitter umfassen stundenlange Pflege und geben müden Angehörigen Zeit für Selbstpflege wie Nickerchen, Haarschnitte oder das Ausruhen mit Freunden, um anstrengende Aufgaben zu erledigen.

Beratung: Therapeuten erziehen Framing Standpunkte während komplexe Gefühle über Rollenwechsel im Laufe der Zeit verarbeitet werden, wenn zuvor energische Partner schwinden. Antidepressiva einiges davon profitieren.

Online-Backup: Modul- oder unbezahlte Freiwillige führen kurze Video-Chats für Patienten, die zu Hause bleiben, und geben ihnen Interaktion, damit pflegende Angehörige Pausen einlegen können. Virtuelle Partner.

Selbsthilfegruppen: Der Austausch von Problemen, Tränen und Tipps mit anderen Betreuern normalisiert die Mischung aus Belastung, Traurigkeit und Bedeutung, die durch selbstlose Fürsorge trotz zahlreicher Verluste entstanden ist.

Da COPD-Patienten immer kränker werden, erfordert auch die Gesundheit der pflegenden Angehörigen eine aktive Prioritätensetzung durch den Zugang zu multimodalen Entlastungs- und psychischen Gesundheitsoptionen. Der Schutz dieser stillen Helden gewährleistet die Sicherheit der Patienten Netze zu.

20 COPD-freundliche Rezepte samt Zutaten und Zubereitungsanleitung

1. Gegrillter Lachs mit geröstetem Gemüse

Zutaten:

- 2 Lachse Filets (jeweils 6 Unzen)
- 1 Zucchini, geschnitten
- 1 gelber Kürbis, in Scheiben geschnitten
- 1 rote Paprika, in Scheiben geschnitten
- 1 rote Zwiebel, in Scheiben geschnitten
- 2 Esslöffel Olivenöl
- 1 Teelöffel getrockneter Thymian
- Salz und Pfeffer nach Geschmack

Anweisungen:

1. Heizen Sie den Grill auf mittlere bis hohe Hitze vor.

2. In einer Schüssel die geschnittenen Zucchini, den gelben Kürbis, die rote Paprika und die roten Zwiebeln mit Olivenöl, getrocknetem Thymian, Salz und Pfeffer vermischen.

3. Legen Sie den Lachs hinein Filets und gewürztes Gemüse auf dem Grill.

4. Den Lachs auf jeder Seite 4–5 Minuten grillen, bis er gar und flockig ist.

5. Grillen Sie das Gemüse 8–10 Minuten lang oder bis es weich und leicht gebräunt ist, und wenden Sie es dabei regelmäßig um.

6. Servieren Sie den gegrillten Lachs mit dem gerösteten Gemüse als Beilage.

2. Quinoa-Salat mit Kichererbsen und Avocado

Zutaten:

- 1 Tasse Quinoa, gewaschen

- 1 Dose (15 oz) Kichererbsen, abgetropft und abgespült

- 1 Avocado, gewürfelt

- 1 Gurke, gewürfelt

- 1/4 Tasse frische Petersilie, gehackt

- Saft von 1 Zitrone

- 2 Esslöffel Olivenöl

- Salz und Pfeffer nach Geschmack

Anweisungen:

1. Quinoa nach Packungsanleitung kochen und abkühlen lassen.

2. In eine große Schüssel den gekochten Quinoa, die Kichererbsen, die gewürfelte Avocado, die gewürfelte Gurke und die gehackte Petersilie geben.

3. In einer separaten Schüssel Zitronensaft, Olivenöl, Salz und Pfeffer verrühren, um das Dressing herzustellen.

4. Gießen Sie das Dressing über den Quinoa-Salat und vermischen Sie es, bis es gleichmäßig bedeckt ist.

5. Gekühlt oder bei Zimmertemperatur als angenehme und nahrhafte Beilage oder Hauptspeise servieren.

3. Hähnchen-Gemüse-Pfanne

Zutaten:

- 2 Hähnchenbrüste ohne Knochen und Haut, geschnitten
- 2 Tassen Brokkoliröschen
- 1 rote Paprika, in Scheiben geschnitten
- 1 Karotte, julieniert
- 1/2 Tasse Zuckerschoten
- 2 Knoblauchzehen, gehackt
- 2 Teelöffel Sojasauce
- 1 Esslöffel Honig
- 1 Esslöffel Olivenöl
- Gekochter brauner Reis zum Servieren

Anweisungen:

1. Olivenöl in einer großen Pfanne oder einem Wok bei mittlerer bis hoher Hitze erhitzen.

2. Geben Sie die geschnittenen Hähnchenbrustfilets in die Pfanne und erhitzen Sie sie etwa 5–6 Minuten lang, bis sie braun und durchgegart sind.

3. Den gehackten Knoblauch in die Pfanne geben und weitere 1–2 Minuten erhitzen.

4. Brokkoliröschen, geschnittene rote Paprika, Julienne-Karotten und Zuckerschoten in die Pfanne geben.

5. In einer kleinen Schüssel Sojasauce und Honig verrühren, um die Sauce herzustellen.

6. Gießen Sie die Soße über das Hähnchen und das Gemüse in der Pfanne und braten Sie es 3-4 Minuten lang oder bis das Gemüse zart-knusprig ist.

7. Servieren Sie die Hähnchen-Gemüse-Pfanne heiß über gekochtem braunem Reis.

4. Linsensuppe mit Spinat und Tomaten

Zutaten:
- 1 Tasse getrocknete Linsen, gewaschen
- 1 Zwiebel, gewürfelt
- 2 Karotten, gewürfelt
- 2 Selleriestangen, gehackt
- 2 Knoblauchzehen, gehackt

- 1 Dose (14,5 oz) gewürfelte Tomaten
- 4 Tassen natriumarme Gemüsebrühe
- 2 Tassen Babyspinat
- 1 Teelöffel getrockneter Thymian
- Salz und Pfeffer nach Geschmack

Anweisungen:

1. In einem großen Topf Olivenöl bei mittlerer Hitze erhitzen.

2. Die gewürfelten Zwiebeln, Karotten und Sellerie in den Topf geben und ca. 5 Minuten erhitzen, bis sie weich sind.

3. Den gehackten Knoblauch in den Topf geben und weitere 1–2 Minuten köcheln lassen.

4. Getrocknete Linsen, Tomatenwürfel, Gemüsebrühe, getrockneten Thymian, Salz und Pfeffer hinzufügen.

5. Die Suppe zum Kochen bringen, dann die Hitze auf mittlere Stufe reduzieren und 20–25 Minuten köcheln lassen, oder bis die Linsen gar sind.

6. Den Babyspinat einrühren und weitere 2-3 Minuten köcheln lassen, bis er zusammengefallen ist.

7. Passen Sie die Gewürze nach Geschmack an und servieren Sie die Linsensuppe heiß als wohltuendes und gesundes Abendessen.

5. Gebackener Kabeljau mit Zitrone und Kräutern

Zutaten:

- 2 Kabeljau Filets (jeweils 6 Unzen)
- 2 Esslöffel Olivenöl
- 2 Teelöffel frischer Zitronensaft
- 2 Knoblauchzehen, gehackt
- 1 Teelöffel getrockneter Oregano
- 1 Teelöffel getrocknete Petersilie
- Salz und Pfeffer nach Geschmack
- Zitronenscheiben zum Garnieren

Anweisungen:

1. Heizen Sie den Ofen auf 200 °C (400 °F) vor.

2. Platzieren Sie den Fisch Filets in eine mit Backpapier oder Alufolie ausgelegte Auflaufform geben.

3. In einer kleinen Schüssel Olivenöl, Zitronensaft, gehackten Knoblauch, getrockneten Oregano, getrocknete Petersilie, Salz und Pfeffer verrühren.

4. Die Zitronen-Kräuter-Mischung über den Kabeljau gießen Filets, sie gleichmäßig bedecken.

5. Legen Sie ein paar Zitronenscheiben auf jeden Fisch Filet für zusätzlichen Geschmack.

6. Backen Sie den Kabeljau im vorgeheizten Ofen 15 bis 20 Minuten lang oder bis der Fisch undurchsichtig ist und sich leicht mit einer Gabel lösen lässt.

7. Servieren Sie den gebackenen Kabeljau heiß mit einer Beilage Ihrer Wahl, zum Beispiel gedünstetem Gemüse oder Quinoa.

6. Puten- und Gemüsespieße

Zutaten:

- 1 Pfund Putenbrust, in Stücke geschnitten
- 1 Zucchini, geschnitten
- 1 gelbe Paprika, gehackt
- 1 rote Zwiebel, gehackt
- 8 Kirschtomaten
- 2 Esslöffel Olivenöl
- 1 Teelöffel getrockneter Rosmarin
- Salz und Pfeffer nach Geschmack

Anweisungen:

1. Heizen Sie den Grill oder die Grillpfanne auf mittlere bis hohe Hitze vor.

2. Putenstücke, Zucchinischeiben, Paprikastücke, rote Zwiebelstücke und Kirschtomaten auf Spieße stecken.

3. In einer kleinen Schüssel Olivenöl, getrockneten Rosmarin, Salz und Pfeffer verrühren.

4. Bestreichen Sie die Spieße mit der Olivenölmischung und bedecken Sie sie gleichmäßig.

5. Grillen Sie die Spieße 8–10 Minuten lang und drehen Sie sie dabei regelmäßig, bis der Truthahn gar ist und das Gemüse weich ist.

6. Servieren Sie die Puten- und Gemüsespieße heiß mit einem Gericht aus braunem Reis oder Quinoa.

7. Spinat-Pilz-Frittata

Zutaten:

- 6 Eier
- 1 Tasse Babyspinat, gehackt
- 1 Tasse Champignons, in Scheiben geschnitten
- 1/2 Zwiebel, gewürfelt
- 1/4 Tasse geriebener Parmesankäse
- 2 Esslöffel Olivenöl
- Salz und Pfeffer nach Geschmack

Anweisungen:

1. Heizen Sie den Ofen auf 175 °C (350 °F) vor.

2. In einer großen ofenfesten Pfanne das Olivenöl bei mittlerer Hitze erhitzen.

3. Die gewürfelten Zwiebeln und die in Scheiben geschnittenen Pilze in die Pfanne geben und ca. 5 Minuten erhitzen, bis sie weich sind.

4. Den gehackten Spinat in die Pfanne geben und ca. 2-3 Minuten erhitzen, bis er zusammenfällt.

5. In einer Schüssel Eier, geriebenen Parmesan, Salz und Pfeffer verquirlen.

6. Gießen Sie die Eiermischung über das Gemüse in der Pfanne und achten Sie darauf, dass sie gleichmäßig verteilt ist.

7. Eine Frittata 3-4 Minuten lang auf dem Herd kochen und dann die Pfanne in den vorgeheizten Ofen stellen.

8. Backen Sie die Frittata 10–12 Minuten lang oder bis sie fest und oben goldbraun sind.

9. Lassen Sie die Frittata etwas abkühlen, bevor Sie sie in Scheiben schneiden und servieren. Erhitzt oder bei Zimmertemperatur genießen.

8. Linsen-Gemüse-Pfanne

Zutaten:

- 1 Tasse gekochte Linsen

- 1 Tasse Brokkoliröschen

- 1 rote Paprika, in Scheiben geschnitten

- 1 Karotte, julieniert

- 1/2 Tasse Zuckererbsen

- 2 Knoblauchzehen, gehackt

- 2 Teelöffel Sojasauce

- 1 Esslöffel Reisessig

- 1 Esslöffel Sesamöl

- Gekochter brauner Reis zum Servieren

Anweisungen:

1. Sesamöl in einer großen Pfanne oder einem Wok bei mittlerer bis hoher Hitze erhitzen.

2. Den gehackten Knoblauch in die Pfanne geben und 1–2 Minuten erhitzen, bis er duftet.

3. Geben Sie die in Scheiben geschnittene rote Paprika, die Julienne-Karotte, die Brokkoliröschen und die Zuckererbsen in die Pfanne.

4. Das Gemüse unter Rühren 4–5 Minuten braten, bis es zart-knusprig ist.

5. Die gekochten Linsen in die Pfanne geben und mit dem Gemüse vermischen.

6. In einer kleinen Schüssel Sojasauce und Reisessig verrühren, um die Sauce herzustellen.

7. Gießen Sie die Sauce über die Linsen-Gemüse-Mischung in der Pfanne und braten Sie sie weitere 2-3 Minuten lang an.

8. Servieren Sie die Linsen und das Gemüse und braten Sie den heißen, gekochten braunen Reis an.

9. Gebratenes Hähnchen mit Süßkartoffeln und Rosenkohl

Zutaten:
- 2 Hähnchenbrustfilets mit Knochen und Haut
- 2 Süßkartoffeln, gewürfelt
- 1 Pfund Rosenkohl, halbiert
- 2 Esslöffel Olivenöl
- 1 Teelöffel getrockneter Thymian
- 1 Teelöffel Paprika
- Salz und Pfeffer nach Geschmack

Anweisungen:

1. Heizen Sie den Ofen auf 200 °C (400 °F) vor.

2. Legen Sie die Hähnchenbrust, die gehackten Süßkartoffeln und den halbierten Rosenkohl auf ein mit Backpapier oder Aluminiumfolie ausgelegtes Backblech.

3. Das Olivenöl über das Huhn und das Gemüse träufeln und dann mit getrocknetem Thymian, Paprika, Salz und Pfeffer bestreuen.

4. Rühren Sie das Huhn und das Gemüse mit den Händen um, bis es gleichmäßig mit Gewürzen bedeckt ist.

5. Im vorgeheizten Ofen 25–30 Minuten rösten, oder bis das Hähnchen gar ist und das Gemüse weich ist.

6. Nehmen Sie das Hähnchen aus dem Ofen und lassen Sie es vor dem Servieren einige Minuten ruhen.

7. Servieren Sie das gebratene Hähnchen mit Süßkartoffeln und Rosenkohl heiß als angenehmes und gesundes Abendessen.

10. Griechischer Salat mit gegrilltem Hähnchen

Zutaten:
- 2 Hähnchenbrustfilets ohne Knochen und Haut
- 4 Tassen gemischtes Grün (Salat, Spinat, Rucola usw.)
- 1 Gurke, gewürfelt
- 1 Tomate, gewürfelt
- 1/4 rote Zwiebel, in dünne Scheiben geschnitten
- 1/4 Tasse Kalamata-Oliven, entkernt
- 1/4 Tasse zerbröckelter Feta-Käse
- 2 Esslöffel Olivenöl
- 1 Esslöffel Rotweinessig
- 1 Teelöffel getrockneter Oregano
- Salz und Pfeffer nach Geschmack

Anweisungen:
1. Heizen Sie den Grill oder die Grillpfanne auf mittlere bis hohe Hitze vor.
2. Die Hähnchenbrust mit Salz, Pfeffer und einer Prise getrocknetem Oregano würzen.

3. Die Hähnchenbrüste auf jeder Seite 6–7 Minuten grillen oder bis sie gar sind und in der Mitte nicht mehr rosa sind.

4. Nehmen Sie das Hähnchen vom Grill und lassen Sie es einige Minuten ruhen, bevor Sie es in Scheiben schneiden.

5. In eine große Schüssel das gemischte Gemüse, die gewürfelte Gurke, die gewürfelte Tomate, die dünn geschnittenen roten Zwiebeln, die Kalamata-Oliven und den zerbröckelten Feta-Käse geben.

6. In einer kleinen Schüssel Olivenöl, Rotweinessig, getrockneten Oregano, Salz und Pfeffer verrühren, um das Dressing herzustellen.

7. Gießen Sie das Dressing über den Salat und vermischen Sie es, bis es gleichmäßig bedeckt ist.

8. Den Salat auf Teller verteilen und mit gegrillten Hähnchenscheiben belegen.

9. Servieren Sie den griechischen Salat mit gegrilltem Hähnchen sofort als erfrischendes und angenehmes Abendessen.

11. Gemüse-Bohnen-Chili

Zutaten:

- 1 Dose (15 oz) schwarze Bohnen, abgetropft und abgespült
- 1 Dose (15 oz) Kidneybohnen, abgetropft und abgespült
- 1 Dose (14,5 oz) gewürfelte Tomaten
- 1 Zwiebel, gewürfelt
- 2 Knoblauchzehen, gehackt
- 1 Paprika, gewürfelt
- 1 Zucchini, gewürfelt
- 1 Tasse gefrorene Maiskörner
- 1 Esslöffel Chilipulver
- 1 Teelöffel gemahlener Kreuzkümmel
- Salz und Pfeffer nach Geschmack
- Optionale Beläge: gewürfelte Avocado, gehackter Koriander, geriebener Käse

Anweisungen:

1. In einem großen Topf Olivenöl bei mittlerer Hitze erhitzen.

2. Die gewürfelte Zwiebel, den gehackten Knoblauch und die gewürfelte Paprika in den Topf geben und etwa 5 Minuten lang erhitzen, bis sie weich sind.

3. Die gewürfelten Zucchini und die gefrorenen Maiskörner unterrühren und weitere 2-3 Minuten köcheln lassen.

4. Geben Sie die abgetropften und abgespülten schwarzen Bohnen, Kidneybohnen, gehackten Tomaten (mit ihrer Flüssigkeit), Chilipulver, gemahlenen Kreuzkümmel, Salz und Pfeffer in den Topf.

5. Bringen Sie das Chili zum Kochen und kochen Sie es 20 bis 25 Minuten lang unter regelmäßigem Rühren, bis das Gemüse weich ist und die Aromen miteinander verschmolzen sind.

6. Passen Sie die Gewürze nach Geschmack an und servieren Sie das Gemüse und das Bohnen-Chili heiß, garniert mit gewürfelter Avocado, gehacktem Koriander und nach Wunsch mit geriebenem Käse.

12. Lachs- und Spargelfolienpakete

Zutaten:

- 2 Lachse Filets (jeweils 6 Unzen)

- 1 Bund Spargel, geputzt

- 2 Esslöffel Olivenöl

- 2 Knoblauchzehen, gehackt

- 1 Zitrone, in dünne Scheiben geschnitten

- Salz und Pfeffer nach Geschmack

- Optional: frischer Dill oder Petersilie zum Garnieren

Anweisungen:

1. Heizen Sie den Ofen auf 200 °C (400 °F) vor.

2. Platzieren Sie jeden Lachs Filet auf ein Stück Alufolie legen, das groß genug ist, um es darum zu wickeln.

3. Ordnen Sie die geschnittenen Spargelstangen um den Lachs herum an Filets.

4. Lachs und Spargel mit Olivenöl und gehacktem Knoblauch beträufeln, dann mit Salz und Pfeffer abschmecken.

5. Auf jeden Lachs ein paar Zitronenscheiben legen Filet.

6. Wickeln Sie die Folie fest um den Lachs und den Spargel, sodass Beutel entstehen.

7. Legen Sie die Folienpakete auf ein Backblech und backen Sie sie im vorgeheizten Ofen 12–15 Minuten lang oder bis der Lachs gar ist und sich mit einer Gabel leicht zersplittern lässt.

8. Wickeln Sie die Folienverpackungen vorsichtig aus und geben Sie den Lachs und den Spargel auf Teller.

9. Nach Belieben mit frischem Dill oder Petersilie garnieren und heiß servieren.

13. Puten- und Gemüsesuppe

Zutaten:
- 1 Pfund gemahlener Truthahn
- 1 Zwiebel, gewürfelt

- 2 Karotten, gewürfelt
- 2 Selleriestangen, gehackt
- 2 Knoblauchzehen, gehackt
- 1 Dose (14,5 oz) gewürfelte Tomaten
- 6 Tassen natriumarme Hühnerbrühe
- 1 Teelöffel getrockneter Thymian
- Salz und Pfeffer nach Geschmack
- Gekochter Reis oder Nudeln zum Servieren

Anweisungen:

1. In einem großen Topf das Putenhackfleisch bei mittlerer Hitze anbraten, bis es braun und gar ist, dabei mit einem Löffel zerkleinern.

2. Die gewürfelten Zwiebeln, Karotten und Sellerie in den Topf geben und ca. 5 Minuten erhitzen, bis sie weich sind.

3. Den gehackten Knoblauch in den Topf geben und weitere 1–2 Minuten köcheln lassen.

4. Tomatenwürfel (mit ihren Säften), Hühnerbrühe, trockenen Thymian, Salz und Pfeffer hinzufügen.

5. Die Suppe zum Kochen bringen, dann die Hitze auf mittlere Stufe reduzieren und 20–25 Minuten köcheln lassen, dabei regelmäßig umrühren.

6. Passen Sie die Gewürze nach Geschmack an und servieren Sie die Puten-Gemüse-Suppe heiß, auf Wunsch mit gekochtem Reis oder Nudeln.

14. Mit Spinat und Feta gefüllte Hähnchenbrust

Zutaten:

- 2 Hähnchenbrustfilets ohne Knochen und Haut
- 2 Tassen frischer Babyspinat
- 1/2 Tasse zerbröselter Feta-Käse
- 2 Knoblauchzehen, gehackt
- 1 Esslöffel Olivenöl
- Salz und Pfeffer nach Geschmack

Anweisungen:

1. Heizen Sie den Backofen auf 375 °F (190 °C) vor.

2. In einer Pfanne Olivenöl bei mittlerer Hitze erhitzen.

3. Den gehackten Knoblauch in die Pfanne geben und 1–2 Minuten erhitzen, bis er duftet.

4. Geben Sie den frischen Babyspinat in die Pfanne und erhitzen Sie ihn etwa 2–3 Minuten lang, bis er zusammenfällt.

5. Nehmen Sie die Pfanne vom Herd und mischen Sie den zerbröselten Feta-Käse unter, bis er eingearbeitet ist.

6. Schneiden Sie mit einem scharfen Messer eine horizontale Scheibe entlang der Seite jeder Hähnchenbrust, so dass eine Tasche entsteht.

7. Jede Hähnchenbrust mit der Spinat-Feta-Mischung füllen und die Außenseite mit Salz und Pfeffer würzen.

8. Legen Sie die gefüllten Hähnchenbrüste in eine mit Backpapier oder Aluminiumfolie ausgelegte Auflaufform.

9. Im vorgeheizten Ofen 25–30 Minuten backen oder bis das Hähnchen gar ist und in der Mitte nicht mehr rosa ist.

10. Servieren Sie die mit Spinat und Feta gefüllten Hähnchenbrust heiß als leckere und sättigende Hauptmahlzeit.

15. Gemüse-Linsen-Curry

Zutaten:

- 1 Tasse getrocknete Linsen, gewaschen
- 1 Zwiebel, gewürfelt
- 2 Knoblauchzehen, gehackt
- 1 Esslöffel geriebener Ingwer
- 1 Paprika, gewürfelt
- 1 Zucchini, gewürfelt
- 1 Karotte, gewürfelt
- 1 Dose (14 oz) Kokosmilch
- 2 Teelöffel rote Currypaste
- 1 Esslöffel Olivenöl
- Salz und Pfeffer nach Geschmack
- Gekochter Reis zum Servieren

Anweisungen:

1. In einem großen Topf Olivenöl bei mittlerer Hitze erhitzen.

2. Die gewürfelte Zwiebel, den gehackten Knoblauch und den geriebenen Ingwer in den Topf geben und ca. 5 Minuten erhitzen, bis sie weich sind.

3. Die gewürfelte Paprika, die Zucchini und die Karotte hinzufügen und weitere 2-3 Minuten köcheln lassen.

4. Geben Sie die gewaschenen Linsen, Kokosmilch, rote Currypaste, Salz und Pfeffer zusammen mit 2 Tassen Wasser in den Topf.

5. Das Curry zum Kochen bringen, dann die Hitze reduzieren und 20–25 Minuten köcheln lassen, oder bis die Linsen weich und das Gemüse gar sind.

6. Passen Sie die Gewürze nach Geschmack an und servieren Sie den Gemüse-Linsen-Curry-heißen, verkochten Reis.

16. Thunfisch-Weißbohnen-Salat

Zutaten:

- 2 Dosen (je 5 oz) Thunfisch, abgetropft

- 1 Dose (15 oz) weiße Bohnen, abgetropft und abgespült

- 1 Gurke, gewürfelt

- 1 Paprika, gewürfelt

- 1/4 rote Zwiebel, in dünne Scheiben geschnitten

- 2 Esslöffel Olivenöl

- 1 Esslöffel Zitronensaft

- 1 Teelöffel Dijon-Senf

- Salz und Pfeffer nach Geschmack

Anweisungen:

1. In eine große Schüssel den abgetropften Thunfisch, die weißen Bohnen, die gehackte Gurke, die gewürfelte Paprika und die dünn geschnittenen roten Zwiebeln geben.

2. In einer separaten Schüssel Olivenöl, Zitronensaft, Dijon-Senf, Salz und Pfeffer verrühren, um das Dressing herzustellen.

3. Gießen Sie das Dressing über die Thunfisch-Weißbohnen-Mischung in der großen

Schüssel und vermischen Sie es, bis es gleichmäßig bedeckt ist.

4. Passen Sie die Gewürze nach Geschmack an und servieren Sie den Thunfisch-Weiß-Bohnen-Salat gekühlt oder bei Zimmertemperatur.

17. Auberginen-Tomaten-Auflauf

Zutaten:
- 1 große Aubergine, geschnitten
- 2 Tomaten, geschnitten
- 1/4 Tasse geriebener Parmesankäse
- 2 Esslöffel Olivenöl
- 2 Knoblauchzehen, gehackt
- 1 Teelöffel getrocknetes Basilikum
- Salz und Pfeffer nach Geschmack

Anweisungen:
1. Heizen Sie den Ofen auf 200 °C (400 °F) vor.
2. Ordnen Sie die geschnittenen Auberginen- und Tomatenscheiben in einer Schicht in einer Auflaufform an.

3. In einer kleinen Schüssel Olivenöl, gehackten Knoblauch, getrocknetes Basilikum, Salz und Pfeffer vermischen.

4. Die Olivenölmischung gleichmäßig über die Auberginen und Tomaten träufeln.

5. Streuen Sie den geriebenen Parmesankäse darüber.

6. Im vorgeheizten Ofen 25–30 Minuten backen oder bis die Aubergine weich und der Käse goldbraun ist.

7. Servieren Sie den Auberginen-Tomaten-Auflauf heiß als leckere Beilage oder leichtes Hauptgericht.

18. Hähnchen-Gemüse-Quinoa-Schüssel

Zutaten:

- 2 Hähnchenbrustfilets ohne Knochen und Haut
- 1 Tasse Quinoa, gewaschen
- 1 Zucchini, gewürfelt
- 1 Paprika, gewürfelt
- 1/4 Tasse gehackte rote Zwiebel
- 2 Esslöffel Olivenöl

- 1 Teelöffel trockenes italienisches Gewürz

- Salz und Pfeffer nach Geschmack

Anweisungen:

1. Heizen Sie den Backofen auf 375 °F (190 °C) vor.

2. Legen Sie die Hähnchenbrüste auf eine mit Backpapier oder Aluminiumfolie ausgelegte Backform.

3. Die Hähnchenbrüste mit Olivenöl beträufeln und mit getrockneten italienischen Gewürzen, Salz und Pfeffer bestreuen.

4. Im vorgeheizten Ofen 25–30 Minuten backen oder bis das Hähnchen gar ist und in der Mitte nicht mehr rosa ist.

5. Während das Hähnchen backt, kochen Sie die Quinoa gemäß den Anweisungen in der Packung.

6. In einer Pfanne Olivenöl bei mittlerer Hitze erhitzen.

7. Die gewürfelten Zucchini, Paprika und roten Zwiebeln in die Pfanne geben und etwa 5 Minuten kochen, bis sie weich sind.

8. Um die Quinoa-Schalen zusammenzustellen, verteilen Sie den gekochten Quinoa auf Servierschüsseln und belegen Sie ihn mit dem gekochten Gemüse und den Hähnchenbrustscheiben.

9. Servieren Sie die Hähnchen- und Gemüse-Quinoa-Schalen heiß als nahrhafte und sättigende Mahlzeit.

19. Truthahn-Süßkartoffel-Hash

Zutaten:

- 1 Pfund gemahlener Truthahn
- 2 Süßkartoffeln, geschält und gewürfelt
- 1 Zwiebel, gewürfelt
- 2 Knoblauchzehen, gehackt
- 1 Teelöffel geräuchertes Paprikapulver
- 1/2 Teelöffel gemahlener Kreuzkümmel
- Salz und Pfeffer nach Geschmack
- Frische Petersilie zum Garnieren

Anweisungen:

1. In einer großen Pfanne das Putenhackfleisch bei mittlerer Hitze anbraten, bis es braun und durchgegart ist, und es dabei mit einem Löffel zerkleinern.

2. Die gewürfelte Zwiebel und den gehackten Knoblauch in die Pfanne geben und anbraten weicher, ungefähr 5 Minuten.

3. Gewürfelte Süßkartoffeln, geräuchertes Paprikapulver, gemahlenen Kreuzkümmel, Salz und Pfeffer unterrühren.

4. Decken Sie die Pfanne ab und kochen Sie sie 10−15 Minuten lang unter gelegentlichem Rühren, bis die Süßkartoffeln weich sind.

5. Nach Belieben würzen und vor dem Servieren mit frischer Petersilie garnieren.

6. Servieren Sie das Puten-Süßkartoffel-Hash heiß als herzhafte und schmackhafte Frühstücks- oder Brunch-Option.

20. Griechischer Joghurt und Beerenparfait

Zutaten:

- 1 Tasse griechischer Joghurt
- 1 Tasse gemischte Beeren (Erdbeeren, Blaubeeren, Himbeeren)
- 1/4 Tasse Müsli
- 1 Esslöffel Honig (optional)

Anweisungen:

1. In ein Glas oder eine Schüssel den griechischen Joghurt, die gemischten Beeren und das Müsli schichten.

2. Für noch mehr Süße nach Belieben mit Honig beträufeln.

3. Wiederholen Sie die Schichten, bis das Glas oder die Schüssel gefüllt ist.

4. Servieren Sie das Parfait mit griechischem Joghurt und Beeren sofort als erfrischende und nahrhafte Frühstücks- oder Snackoption.

www.ingramcontent.com/pod-product-compliance
Lightning Source LLC
Chambersburg PA
CBHW071510220526
45472CB00003B/976